神農本草經

楊建宇，高鑄燁，李瑞祺 主編

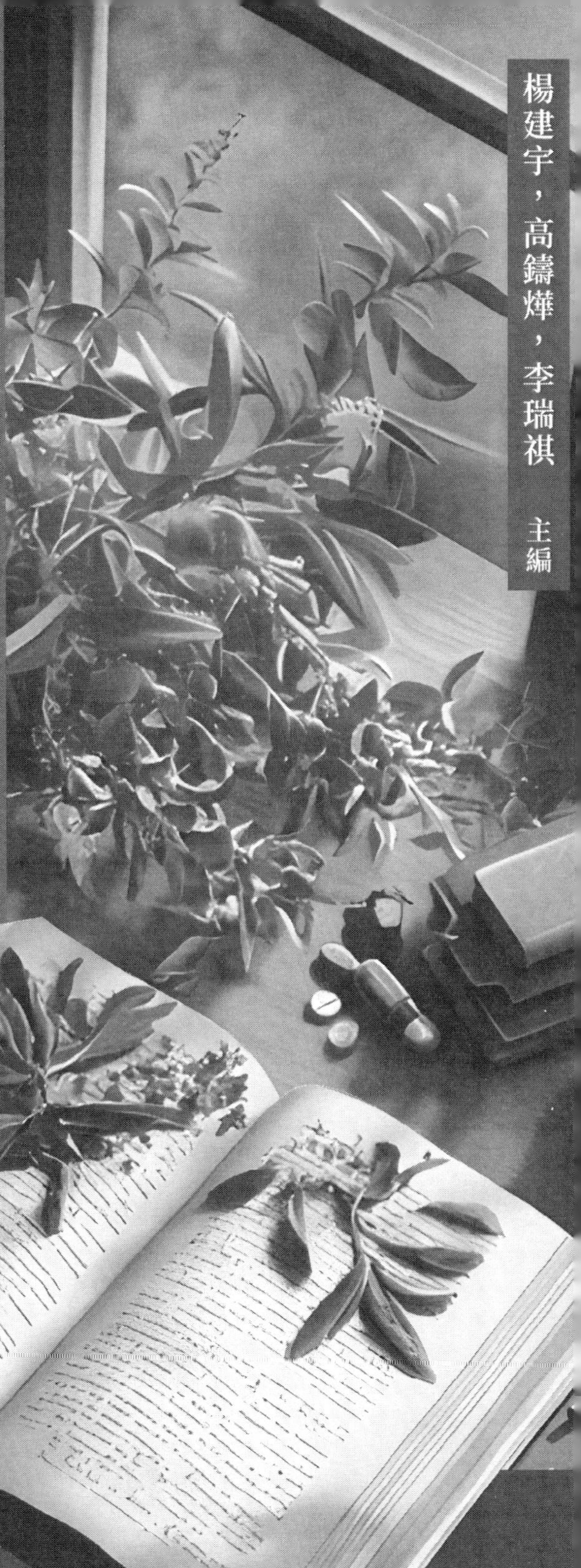

中醫藥學的開山經典，
365 種藥物詳盡解讀，
古今療效相承

《神農本草經》
是中國現存最早的藥學專著

傳說由上古時代的神農氏編撰而成，後經歷代醫學家整理和補充，被視為中醫藥學的奠基性著作。

該書系統地整理了當時的藥物知識，分類記錄了多種藥物的性味、功能及其主治病症，為後世中藥學的發展提供了重要基礎。

編委會

出版者的話

中醫藥凝聚著深邃的哲學智慧和中華民族幾千年的健康養生理念及其實踐經驗，是中國古代科學的瑰寶，也是打開中華文明寶庫的鑰匙；深入研究和科學總結中醫藥學對豐富世界醫學事業、推進生命科學研究具有積極意義，大力發揚中醫藥是未來的重要任務。爲了傳承和發揚光大中醫藥學，使中醫藥學更好地爲全人類的健康保健和疾病防治服務，我們特從浩如煙海的中醫典籍裏精選了《黃帝內經素問》《黃帝內經靈樞》《神農本艸經》《溫病條辨》《難經·難經正義》《新刊王氏脈經》，輯爲『典籍裏的中醫叢書』。

『典籍裏的中醫叢書』精選善本，力求復現原文，呈現中醫典籍美篇；堅持繁體豎排，更具有傳統文化底蘊，超顯中醫文獻典籍的書卷之馨；中醫藥典籍源遠流長，版本多甚，文字有異，對書中異體字、通假字徑直統一，減少研閱阻礙；重在原文，少選釋註，僅加句讀，給發皇古義，尋覓先賢之旨留下更大的理性思緒空間，利於學術探研。

期望『典籍裏的中醫叢書』的出版，能充分展現中醫藥學根源與精髓之所在，使廣大的中醫人通過溫習中醫經典、傳承中醫經典、弘揚中醫經典，成就更多中醫大師，爲實現『健康中國』做出自己的貢獻。

神農本艸經提要

《本艸經》三卷，傳爲神農所作，故曰《神農本艸經》。但《漢書・藝文志》不錄。攷漢《平帝紀》則云：元始五年，舉天下通知方術本艸者，詔傳遣詣京師；《樓護傳》稱護少誦醫經本艸方術數十萬言；始見本艸之名。或曰：上古未有文字，師學相傳，謂之本艸。兩漢以來，名醫漸多，張華輩始就古學，附以新說，編述成書，由是本艸乃見於經錄。寇宗奭曰：《漢書》雖言本艸，不能斷自何代所作。《淮南子》雖言神農嘗百艸以和藥，亦無本艸之名。惟《帝王世紀》云黄帝使岐伯嘗味艸木定《本艸經》，造醫方以療衆疾，則本艸之名，實自黄帝始。韓保昇曰：藥有玉石艸木鳥獸蟲魚，而云本艸者，爲諸藥中艸類最多也。李時珍曰：《神農本艸》藥分三品，計三百六十五種，以應周天之數。上品一百二十種爲君，主養命以應天，無毒，久服不傷人，能輕身益氣者。中品一百二十種爲臣，主養性以應人，無毒有毒，斟酌其宜，欲遏病補羸者。下品一百二十五種爲佐使，主治病以應地，多毒，不可久服，欲除寒熱邪氣，破積聚愈疾者。

本書爲魏吳普增輯，再由孫星衍等博採《名醫別錄》《太平御覽》及經史諸子百家而輯述之。關於藥物學說，雖已美備，其所引據於性味功用實無所發明，蓋孫氏非知醫者，亦無足怪其於名物形狀羅列富有，惟莫辨是非。如水萍與藻蘋並列，柳華和檉杞同種，均有未合。兹備錄各家考證，以待來哲之攻究。今所以舍顧本而從孫刊者。取其徵引之豐富耳。至於名象之是非，功用之變化，在善讀者之自得之矣。

神農本艸經序

《記》曰：醫不三世，不服其藥。鄭康成曰：愼物齊也。孔沖遠引舊説云：三世者，一曰《黄帝鍼灸》，二曰《神農本艸》，三曰《素女脈訣》。康成《周禮》注亦曰：五藥，艸、木、蟲、石、穀也。其治合之齊，則存乎神農子儀之術，是《禮記》注所謂愼物齊者，猶言治合之齊，指本艸諸書而言也。沖遠既引舊説，復疑其非鄭義過矣。《漢書》引本艸方術而《蓺文志》闕載，賈公彦引《中經簿》，有《子儀本艸經》一卷，不言出於神農。至《隋經籍志》，始載《神農本艸經》三卷，與今分上、中、下三品者相合，當屬漢以來舊本。《隋志》又載《雷公本艸集注》四卷，《蔡邕本艸》七卷，今俱不傳。自《別録》以後，累有損益升降，隨時條記，或傅合本文，不相别白。據陸元朗《經典釋文》所引，則經文與《名醫》所附益者，合併爲一，其來舊矣。孫君伯淵偕其從子因《大觀本艸》黑白字書，釐正《神農本經》三卷，又据《太平御覽》引經云：生山谷生川澤者，定爲本文，其有預章、朱崖、常山、奉高郡縣名者，定爲後人羼入。釋《本艸》者，以《吳普本》爲最古，散見於諸書徵引者，綴集之以補大觀本所未備，疏通古義，繫以攷證，非澹雅之才，沈郁之思，未易爲此也。古者協陰陽之和，宣羸縮之節，凡夫含聲負氣，以及倒生旁達，蠉飛蝡動之倫，胥盡其性，遇物能名，以達於利用生生之具，儒者宜致思焉。淮南王書曰：地黄主屬骨，而甘艸主生肉之藥也。又曰：大戟去水，亭歷愈張，用之不節，乃反爲病。《論衡》曰：治風用風，治熱用熱，治邊用蜜丹；《潛夫論》曰：治疾當眞人參，反得支羅服；當得麥門冬，反蒸横麥，已而不識眞，合而服之，病以浸劇。斯皆神農之緒言，惟其贍涉者博，故引類比方，悉符藥論。後儒或忽爲方技家言，漁獵所及，又是末師而非往古，甚至經典所載鳥獸艸木，亦輾轉而昧其名，不已慎乎！《後漢書・華佗傳》：吳普從佗學，依準佗療，多所全濟，佗以五禽之戲別傳又載，魏明帝使普爲禽戲，普以其法語諸醫，疑其方術相傳，別有奇文異數。今觀普所釋本艸，則神農、黃帝、岐伯、雷公、桐君、醫和、扁鵲，以及後代名醫之說，靡不賅載，則其多所全濟，由於稽攷之勤，比驗之密，而非必別有其奇文異數，信乎！非讀三世書者，不可服其藥也。世俗所傳，黃帝、神農、扁鵲之書，多爲後人竄易，余願得夫閎覽博物者爲之是正也。因孫君伯仲校定本艸，而發其端。至其書攷證精審，則讀者宜自得之。餘姚邵晉涵序。

神農本艸經序

儒者不必以醫名。而知醫之理，則莫過於儒者。春秋時，和與緩，神于醫者也。其通《周易》，辨皿蟲之義，醫也而實儒也。世之言醫者，必首推神農。然使神農非與太乙遊，則其傳不正；非作赭鞭鉤鍘，巡五岳四瀆，則其識不廣；非以土地所生萬千類，驗其能治與否，則其業不神。傳不正，識不廣，業不神，雖日取玉石艸木禽獸蟲魚米穀之屬，歷試之，親嘗之，亦僅與商賈市販等耳，於醫乎何與？吾故曰：神農，千古之大儒也。攷《崇文總目》，載食品一卷，五臟論一卷，皆繫之神農。其本久不傳，傳之者，《神農本艸經》耳！而亦無專本。唐審元裒輯之，書錄解題謂之《大觀本艸》，《讀書志》謂之《證類本艸》。厥後繆希雍有疏，盧之頤有乘雅半偈，皆以本經爲之主。然或參以臆說，或益以衍斷，解愈紛，義愈晦，未有攷核精審。卓然有所發明者，則證古難，證古而折衷于至是，爲尤難。孫淵如觀察，偕其從子鳳卿，輯《神農本艸經》三卷，于《吳普》《名醫》外，益以《說文》《爾雅》《廣雅》《淮南子》《抱朴子》諸書，不列古方，不論脈證，而古聖殷殷治世之意，燦然如列眉。孔子曰：多識于鳥獸艸木之名。又曰：致知在格物，則是書也。非徒醫家之書，而實儒家之書也，其遠勝於希雍之頤諸人也固宜。或以本艸之名，始見《漢書·平帝紀》《樓護傳》，幾有疑于《本艸經》者。然神農始嘗百艸，始有醫藥，見於《三皇紀》矣；因三百六十五種注釋爲七卷，見于陶隱居《別錄》矣；增一百十四種，廣爲二十卷，《唐本艸》宗之；增一百三十三種，孟昶復加釐定，《蜀本艸》又宗之。至郡縣本屬後人所附益，《經》但云生山谷、生川澤耳。洪範以康寧爲福，雅頌稱壽攷萬年，又何疑于久服輕身延年，爲後世方士之説哉？大抵儒者之嗜學如醫然，淵源，其脈也；覆審，其胗視也。辨邪正，定是非，則溫寒平熱之介也。觀察方聞綴學，以鴻儒名，海内求其著述者，如金膏水碧之珍。鳳卿好博聞，研丹吮墨，日以儒爲事。則上溯之羲皇以前，數千年如一日，非嗜之專且久而能然耶？顧吾獨怪是編中，無所謂治書癖者，安得起神農而一問之。嘉慶四年太歲在己未冬十月望日宣城張炯譔於瞻園之灌朮莊。

校定神農本艸經序

《神農本艸經》三卷，所傳白字書，見《大觀本艸》。按嘉祐補注序云：所謂神農本經者，以朱字；《名醫》因神農舊條而有增補者，以墨字閒於朱字。開寶重定序云：舊經三卷，世所流傳，《名醫別錄》，互爲編纂。至梁貞白先生陶弘景，乃以《別錄》參其本經，朱墨雜書，時謂明白。据此，則宋所傳黑白字書，實陶弘景手書之本。自梁以前，神農、黄帝、岐伯、雷公、扁鵲，各有成書，魏吴普見之，故其說藥性主治，各家殊異。後人纂爲一書，然猶有旁注，或朱墨字之別，本經之文，以是不亂。舊說，本艸之名，僅見《漢書·平帝紀》及《樓護傳》。予按《藝文志》有《神農黄帝食藥》七卷，今本譌爲《食禁》，賈公彥《周禮醫師》疏引其文，正作《食藥》，宋人不攷，遂疑本艸非七略中書。賈公彥引《中經簿》，又有子儀《本艸經》一卷，疑亦此也。梁《七録》有《神農本艸》三卷，其卷數不同者，古今分合之異。神農之世，書契未作，說者以此疑經，如皇甫謐言，則知四卷成於黄帝。陶弘景云：軒轅已前，文字未傳，藥性所主，當以識識相因。至於桐、雷，乃著在於編簡，此書當與《素問》同類，其言良是。且《藝文志》，農、兵、五行、雜占、經方、神僊諸家，俱有神農書。大抵述作有本，其傳非妄。是以《博物志》云：太古書今見存，有《神農經》《春秋傳注》。賈逵以《三墳》爲三皇之書，神農預其列。《史記》言：秦始皇不去醫藥卜筮之書，則此《經》幸與《周易》並存。顔之推《家訓》乃云：本艸神農所述，而有豫章、朱崖、趙國、常山、奉高、眞定、臨淄、馮翊等郡縣名，出諸藥物，皆由後人所羼，非本文。陶弘景亦云：所出郡縣，乃後漢時制，疑仲景、元化等所記。按辟綜注《張衡賦》引《本艸經》：太一禹餘糧，一名石腦，生山谷。是古本無郡縣名。《太平御覽》引經上云：生山谷或川澤，下云生某山某郡。明生山谷，《本經》文也；其下郡縣，《名醫》所益。今《大觀本》俱作黑字。或合其文云，某山川谷，某郡川澤，恐傳寫之誤，古本不若此。仲景、元化後，有吳普、李當之皆修此經。當之書世少行用。《魏志·華佗傳》言普從佗學。隋《經籍志》稱《吳普本艸》，梁有六卷。《嘉祐本艸》云：普修《神農本艸》，成四百四十一種。唐《經籍志》尚存六卷。今廣内不復存，惟諸書多見引據其說。藥性寒溫五味，最爲詳悉，是普書宋時已佚，今其文惟見掌禹錫所引《蓺文類聚》《初學記》《後漢書注》《事類賦》諸書。《太平御覽》引据尤多，足補《大觀》所缺，重是《別錄》前書，因采其文，附於《本經》，亦略備矣。其普所稱，有神農說者，卽是《本經》《大觀》或誤作黑字，亦据增其藥物，或數浮於三百六十五種，由後人以意分合，難以定之。其藥名有禹餘糧、王不留行、徐長卿、鬼督郵之屬，不類太古時文。按字書以禹爲蟲，不必夏禹。其餘名號，或係後人所增，或聲音傳述，改古舊稱之致。又經有云：宐酒漬者。或以酒非神農時物，然《本艸衍義》已据《素問》首言，『以妄爲常，以酒爲醬』，謂酒自黃帝始。又按《文選注》引《博物志》亦云：『杜康作酒』。王著《與杜康絶交書》曰：康字仲寧，或云黃帝時人，則俱不得疑經矣。孔子云：述而不作，信而好古。又云：多識於鳥獸艸木之名。今儒家拘泥，耳目未能及遠，不覩醫經、本艸之書；方家循守俗書，不察古本藥性異同之說。又見明李時珍作《本艸綱目》，其名已愚，僅取《大觀本》，割裂舊文，妄加增駁，迷誤後學。予與家鳳卿集成是書，庶以輔翼完經，啟蒙方伎，略以所知，加之攷證。《本經》云：上藥本上經，中藥本中經，下藥本下經，是古以玉石艸木等上、中、下品分卷。而序錄別爲一卷。陶序朱書云，《本艸經》卷上注云：序藥性之源本，論病名之形診。卷中云玉石、艸木三品。卷下云蟲、獸、果、菜、米，合三品，此《名醫》所改，今依古爲次。又《帝王世紀》及陶序，稱四卷者，掌禹錫云：按舊本亦作四卷。韓保昇又云：《神農本艸》上、中、下并序錄合四卷。若此，則三四之異，以有序錄。則《抱朴子》養生要畧，《太平御覽》所引神農經，或云問于太乙子，或引太乙子云云，皆《經》所無，或亦在序錄中，後人節去之耳。至其經文或以痒爲『癢』、『創』爲『瘡』、『淡』爲『痰』、『注』爲『蛀』、『沙』爲『砂』、『兔』爲『菟』之類，皆由傳寫之誤，据古訂正，勿嫌驚俗也。其辨析物類，引据諸書，本之《毛詩》《爾雅》《說文》《方言》《廣雅》諸子雜家，則鳳卿增補之力俱多云。陽湖孫星衍撰。

神農本艸經目録

神農本艸經卷第一……一
上經……一
丹沙……三
雲母……四
玉泉……四
石鍾乳……五
涅石……六
消石……六
朴消……七
滑石……七
石膽……八
空青……九
曾青……九
禹餘糧……一〇
太一餘糧……一〇
白石英……一一
紫石英……一一
青石、赤石、黃石、白石、黑石脂等……一二
白青……一三
扁青……一三
昌蒲……一四
鞠華……一四
人参……一五
天門冬……一六
甘艸……一六
乾地黃……一七

术……一七
兔絲子……一八
牛厀……一九
充蔚子……一九
女萎……二〇
防葵……二一
茈胡……二一
麥門冬……二二
獨活……二三
車前子……二三
木香……二四
署豫……二四
薏苡仁……二五
澤瀉……二六
遠志……二六
龍膽……二七
細辛……二七
石斛……二八
巴戟天……二八
白英……二八
白蒿……二九
赤箭……二九
奄閭子……三〇
析蓂子……三一
蓍實……三一
赤芝（黑、青、白、黃、紫芝）……三二
卷柏……三三
藍實……三三
芎藭……三四
蘼蕪……三四

黃連 …… 三五
絡石 …… 三五
蒺藜子 …… 三六
黃耆 …… 三七
肉松容 …… 三七
防風 …… 三八
蒲黃 …… 三八
香蒲 …… 三九
續斷 …… 三九
漏蘆 …… 四〇
營實 …… 四〇
天名精 …… 四一
決明子 …… 四一
丹參 …… 四二
茜根 …… 四二
飛廉 …… 四三
五味子 …… 四三
旋華 …… 四四
蘭艸 …… 四四
蛇牀子 …… 四五
地膚子 …… 四五
景天 …… 四六
因陳 …… 四六
杜若 …… 四七
沙參 …… 四七
白兔藿 …… 四八
徐長卿 …… 四八
石龍芻 …… 四九
薇銜 …… 四九
雲實 …… 五〇

王不留行……五〇
升麻……五一
青蘘……五一
姑活……五二
別羈……五二
屈艸……五二
淮木……五三
牡桂……五四
菌桂……五四
松脂……五四
槐實……五五
枸杞……五五
柏實……五六
伏苓……五六
榆皮……五七
酸棗……五八
檗木……五八
乾漆……五八
五加皮……五九
蔓荊實……五九
辛夷……六〇
桑上寄生……六〇
杜仲……六一
女貞實……六一
木蘭……六二
蕤核……六二
橘柚……六三
髮髲……六三
龍骨……六四
麝香……六四

牛黃……六五
熊脂……六五
白膠……六六
阿膠……六六
丹雄雞……六六
雁肪……六七
石蜜……六八
蜂子……六八
蜜蠟……六九
牡蠣……六九
龜甲……七〇
桑螵蛸……七〇
海蛤……七一
文蛤……七一
蠡魚……七二
鯉魚膽……七二
藕實莖……七三
大棗……七三
蒲萄……七四
蓬虆……七四
雞頭實……七五
胡麻……七六
麻蕡……七六
冬葵子……七七
莧實……七八
瓜蒂……七八
瓜子……七八
苦菜……七九
神農本艸經卷第二……八一
中經……八一

雄黃……八二
石流黃……八三
雌黃……八四
水銀……八四
石膏……八四
慈石……八五
凝水石……八五
陽起石……八六
孔公孽……八六
殷孽……八六
鐵精……八七
理石……八七
長石……八七
膚青……八八
乾薑……八八
枲耳實……八九
葛根……八九
括樓根……九〇
苦參……九〇
當歸……九一
麻黃……九一
通艸……九二
芍藥……九二
蠡實……九三
瞿麥……九四
玄參……九四
秦艽……九五
百合……九五
知母……九五
貝母……九六

白芷……九七
淫羊藿……九七
黃芩……九八
狗脊……九八
石龍芮……九九
茅根……九九
紫菀……一〇〇
紫艸……一〇〇
敗醬……一〇一
白鮮……一〇一
酸醬……一〇二
紫參……一〇二
稾本……一〇三
石韋……一〇三
萆薢……一〇三
白薇……一〇四
水萍……一〇四
王瓜……一〇五
地榆……一〇五
海藻……一〇六
澤蘭……一〇六
防己……一〇七
欵冬華……一〇七
牡丹……一〇八
馬先蒿……一〇八
積雪艸……一〇九
女菀……一〇九
王孫……一一〇
蜀羊泉……一一〇
爵牀……一一一

假蘇 一一一
龍眼 一一九
翹根 一一一
松羅 一一九
桑根白皮 一一二
衛矛 一二〇
竹葉 一一三
合歡 一二〇
吳茱萸 一一三
白馬莖 一二一
巵子 一一四
鹿茸 一二一
蕪荑 一一四
牛角䚡 一二一
枳實 一一五
羖羊角 一二二
厚朴 一一五
牡狗陰莖 一二二
秦皮 一一六
麢羊角 一二二
秦茮 一一六
犀角 一二三
山茱萸 一一七
燕屎 一二三
紫葳 一一七
天鼠屎 一二四
豬苓 一一八
蝟皮 一二四
白棘 一一八
露蜂房 一二五

鼈甲……一二五
蟹……一二五
柞蟬……一二六
蠐螬……一二七
烏賊魚骨……一二七
白僵蠶……一二八
鮀魚甲……一二八
樗雞……一二九
活蝓……一二九
石龍子……一三〇
木䖟……一三〇
蜚䖟……一三一
蜚廉……一三一
䗪蟲……一三二
伏翼……一三二
梅實……一三三
大豆黃卷（赤小豆）……一三三
粟米……一三四
黍米……一三四
蓼實……一三五
葱實（薤）……一三五
水蘇……一三六
神農本艸經卷第三……一三七
下經……一三七
石灰……一三九
礜石……一三九
鉛丹……一四〇
粉錫（錫鏡鼻）……一四〇
代赭……一四一
戎鹽（大鹽、鹵鹽）……一四一

白堊……一四二
冬灰……一四二
青琅玕……一四二
附子……一四三
烏頭……一四三
天雄……一四四
半夏……一四五
虎掌……一四五
鳶尾……一四六
大黃……一四六
亭歷……一四七
桔梗……一四七
莨蕩子……一四八
艸蒿……一四八
旋復華……一四九
藜蘆……一四九
鉤吻……一五〇
射干……一五〇
蛇合……一五一
恆山……一五一
蜀漆……一五二
甘遂……一五二
白斂……一五三
青葙子……一五三
雚菌……一五四
白及……一五四
大戟……一五五
澤漆……一五五
茵芋……一五五
貫眾……一五六

蕘華……一五六
牙子……一五七
羊蹢躅……一五七
商陸……一五八
羊蹄……一五八
萹蓄……一五九
狼毒……一五九
白頭翁……一六〇
鬼臼……一六〇
羊桃……一六一
女青……一六一
連翹……一六二
蘭茹……一六二
烏韭……一六三
鹿藿……一六三
蚤休……一六三
石長生……一六四
陸英……一六四
藎艸……一六五
牛扁……一六五
夏枯艸……一六六
芫華……一六六
巴豆……一六七
蜀茮……一六七
皁莢……一六八
栘華……一六八
楝實……一六九
郁李仁……一六九
莽艸……一七〇
雷丸……一七〇

桐葉……一七一
梓白皮……一七一
石南……一七二
黃環……一七二
溲疏……一七三
鼠李……一七三
藥實根……一七四
欒華……一七四
蔓椒……一七四
豚卵……一七五
麋脂……一七五
鼺鼠……一七六
六畜毛蹄甲……一七六
蝦蟇……一七六
馬刀……一七七
蛇蛻……一七八
邱蚓……一七八
蠮螉……一七九
吳蚣……一七九
水蛭……一八〇
班苗……一八〇
貝子……一八一
石蠶……一八一
雀甕……一八二
蜣蜋……一八二
螻蛄……一八二
馬陸……一八三
地膽……一八四
鼠婦……一八四
熒火……一八五

衣魚……一八五
桃核仁……一八六
杏核仁……一八六
腐婢……一八七
苦瓠……一八七
水靳……一八八
彼子……一八八
本艸經佚文……一九〇
附：《吳氏本艸》十二條……一九二
附：諸藥制使……一九三
玉石上部……一九四
玉石中部……一九五
玉石下部……一九六
艸藥上部……一九六
艸藥中部……一九九
艸藥下部……二〇一
木藥上部……二〇三
木藥中部……二〇四
木藥下部……二〇五
獸上部……二〇五
獸中部……二〇六
獸下部……二〇六
蟲魚上部……二〇七
蟲魚中部……二〇七
蟲魚下部……二〇八
果上部……二〇八
果下部……二〇九
菜上部……二〇九
米上部……二〇九
米中部……二〇九

神農本草經

神農本艸經卷第一

吳普等述　孫星衍、馮翼同輯

上經

上藥一百二十種爲君，主養命以應天。無毒，多服、久服不傷人。欲輕身益氣、不老延年者，本上經。

丹沙　雲母　玉泉　石鍾乳　涅石　消石　朴消　滑石

石膽　空青　曾青　禹餘糧　太一餘糧　白石英　紫石英

青石、赤石、黃石、白石、黑石脂等　白青　扁青（右，玉石上品，一十八種，舊同。）

昌蒲　鞠華　人參　天門冬　甘艸　乾地黃　术　兔絲子

牛厀　充蔚子　女萎　防葵　茈胡　麥門冬　獨活　車前子

木香　署豫　薏苡仁　澤瀉　遠志　龍膽　細辛　石斛

巴戟天　白英　白蒿　赤箭　奄閭子　析蓂子　蓍實　赤芝（黑、青、白、黃、紫芝）

卷柏　藍實　芎藭　蘼蕪　黃連　絡石　蒺藜子　黃耆

肉松容　防風　蒲黃　香蒲　續斷　漏蘆　營實　天名精

決明子　丹參　茜根　飛廉　五味子　旋華　蘭艸　蛇牀子

地膚子　景天　因陳　杜若　沙參　白兔藿　徐長卿　石龍芻

薇銜　雲實　王不留行　升麻　青蘘　姑活　別羈　屈艸

淮木（右，艸上品，七十三種，舊七十二種。）

牡桂　菌桂　松脂　槐實　枸杞　柏實　伏苓　榆皮

酸棗　檗木　乾漆　五加皮　蔓荊實　辛夷　桑上寄生　杜仲

女貞實　木蘭　蕤核　橘柚（右，木上品，二十種，舊一十九種。）

髮髲（右，人一種，舊同。）

龍骨　麝香　牛黃　熊脂　白膠　阿膠（右，獸上品，六種，舊同。）

丹雄雞　雁肪（右，禽上品，二種，舊同。）

石蜜　蜂子　蜜臘　牡蠣　龜甲　桑螵蛸　海蛤　文蛤

蠡魚　鯉魚膽（右，蟲、魚上品，一十種，舊同。）

藕實莖　大棗　蒲萄　蓬蘽　雞頭實（右，果上品，五種，舊六種。）

胡麻　麻蕡（右，米、穀上品，二種，舊三種。）

冬葵子　莧實　瓜蒂　瓜子　苦菜（右，菜上品，五種，舊同。）

丹沙

味甘，微寒。主身體五藏百病，養精神，安魂魄，益氣，明目，殺精魅邪惡鬼。久服通神明，不老。能化爲汞，生山谷。（《太平御覽》引：多有生山谷三字，《大觀本》作生符陵山谷。俱作黑字。攷生山谷是經文，後人加郡縣耳。宜改爲白字，而以郡縣爲黑字。下皆仿此。）

《吳普本艸》曰：丹沙，神農甘；黃帝苦，有毒；扁鵲苦；李氏大寒，或生武陵，采無時，能化未成水銀，畏磁石，惡鹹水（《太平御覽》）。

《名醫》曰：作末，名眞朱。光色如雲母，可折者良。生符陵山谷。采無時。

案《說文》云：丹，巴越之赤石也。象采丹井，象丹形，古文作[illegible]，亦作彤沙，水散石也。澒，丹沙所化爲水銀也。《管子·地數篇》云：山上有丹沙者，其下有鉒金。《淮南子·地形訓》云：赤天七百歲生赤丹，赤丹七百歲生赤澒。高誘云：赤丹，丹沙也。《山海經》云：丹粟，粟、沙，音之緩急也，沙，舊作砂，非；汞，卽澒省文。《列僊傳》云：赤斧，能作水，澒鍊丹，與消石服之。按金石之藥，古人云久服輕身延年者，謂當避穀，絶人道，或服數十年，乃効耳。今人和肉食服之，遂多相反，轉以成疾，不可疑古書之虛誣。

雲母

味甘，平。主身皮死肌，中風寒熱，如在車船上，除邪氣，安五藏，益子精，明目，久服輕身延年。一名雲珠，一名雲華，一名雲英，一名雲液，一名雲沙，一名磷石，生山谷。

《名醫》曰：生太山、齊盧山及琅邪、北定山石閒，二月采（此錄《名醫》說者，即是仲景元化及普所說，但後人合之，無從別耳，亦以補普書不備也）。

案《列僊傳》云：方回，鍊食雲母。《抱朴子·僊藥篇》云：雲母有五種，五色竝具而多青者，名雲英，宜以春服之；五色竝具而多赤者，名雲珠，宜以夏服之；五色竝具而多白者，名雲液，宜以秋服之；五色竝具而多黑者，名雲母，宜以冬服之；但有青、黃二色者，名雲沙，宜以季夏服之；晶晶純白，名磷石，可以四時長服之也。李善《文選注》引《異物志》，雲母，一名雲精，入地萬歲不朽。《說文》無磷字。《玉篇》云：磷，薄也，雲母之別名。

玉泉

味甘，平。主五藏百病。柔筋强骨，安魂魄，長肌肉，益氣，久服耐寒暑（《御覽》引耐字多作能，古通），不飢渴，不老神僊。人臨死服五斤，死三年，色不變。一名玉札（《御覽》引作玉澧。《初學記》引云：玉桃，服之長生不死。《御覽》又引云：

玉桃，服之長生不死。若不得早服之，臨死日服之，其尸畢天地不朽，則杝疑當作桃）。生山谷。

《吳普》曰：玉泉，一名玉屑，神農、岐伯、雷公甘；李氏平。畏冬華，惡青竹（《御覽》）。白玉杝如白頭公（同上。《事類賦》引云：白玉體如白首翁）。

案《周禮》玉府、王齋，則供食玉。鄭云：玉是陽精之純者，食之以禦水氣。鄭司農云：王齋，當食玉屑。《抱朴子·僊藥篇》云：玉，可以烏米酒及地榆酒化之爲水，亦可以蔥漿消之爲粭，亦可餌以爲丸，亦可燒以爲粉，服之，一年以上，入水不霑，入火不灼，刃之不傷，百毒不犯也。不可用已成之器，傷人無益，當得璞玉，乃可用也。得于闐國白玉，尤善。其次，有南陽徐善亭部界界中玉，及日南盧容水中玉，亦佳。

石鍾乳

味甘，溫。主欬逆上氣，明目益精，安五藏，通百節，利九竅，下乳汁（《御覽》引云：一名留公乳。《大觀本》作一名公乳。黑字）。生山谷。

《吳普》曰：鍾乳，一名虛中。神農辛；桐君、黃帝、醫和甘；扁鵲甘，無毒（《御覽》引云：李氏大寒）。生山谷（《御覽》引云：太山山谷）。陰處岸下，溜汁成（《御覽》引作溜汁所成聚）。如乳汁，黃白色，空中相通，二月、三月采，陰乾（凡《吳普本艸》，掌禹錫所引者，不復注，惟注其出《御覽》諸書者）。

《名醫》曰：一名公乳，一名蘆石，一名夏石。生少室及太山，采無時。

案《范子計然》云：石鍾乳，出武都，黃白者善（凡引《計然》，多出《事文類聚》《文選注》《御覽》及《大觀本艸》）。《列僊傳》云：卭疏，煮石髓而服之，謂之石鍾乳，鍾當爲湩。《說文》云：乳汁也；鍾，假音字。

涅石（舊作礬石，据郭璞注，《山海經》引作涅石）

味酸，寒。主寒熱洩利，白沃陰蝕，惡創，目痛，堅筋骨齒。錬餌服之，輕身、不老、增年。一名羽碮，生山谷。

《吳普》曰：礬石，一名羽碮，一名羽澤，神農、岐伯酸，扁鵲鹹，雷公酸，無毒，生河西，或隴西，或武都、石門，采無時；岐伯久服傷人骨（《御覽》）。

《名醫》曰：一名羽澤，生河西，及隴西、武都、石門，采無時。

案《說文》無礬字。《玉篇》云：礬，石也；碮，礬石也。《西山經》云：女牀之山，其陰多涅石。郭璞云：即礬石也，楚人名爲涅石，秦名爲羽涅也。《本艸經》亦名曰涅石也，《范子計然》云：礬石出武都。《淮南子·俶眞訓》云：以涅染緇。高誘云：涅，礬石也，舊涅石作礬石，羽涅作羽碮，非。

消石

味苦，寒。主五藏積熱，胃張閉滌去蓄結飲食，推陳致新，除邪氣。錬之如膏，久服輕身（《御覽》引云：一名芒硝。）

《大觀本》作黑字）。生山谷。

《吴普》曰：消石，神農苦，扁鵲甘（凡出掌禹錫所引，亦見《御覽》者，不箸所出）。

《名醫》曰：一名芒消，生益州，及五都、隴西、西羌，采無時。

案《范子計然》云：硝石，出隴道。据《名醫》，一名芒消，又别出芒消條，非。《北山經》云：京山，其陰有元礵，疑礵卽消異文。

朴消

味苦，寒。主百病，除寒熱邪氣，逐六府積聚，結固留癖，能化七十二種石。鍊餌服之，輕身神僊。生山谷。

《吴普》曰：朴硝石，神農、岐伯、雷公無毒，生益州，或山陰。入土千歲不變。鍊之不成，不可服（《御覽》）。

《名醫》曰：一名消石朴，生益州，有鹽水之陽，采無時。

案《說文》云：朴，木皮也，此葢消石外裹如玉璞耳。舊作硝，俗字。

滑石

味甘，寒。主身熱洩澼，女子乳難，癃閉。利小便，蕩胃中積聚寒熱，益精氣。久服輕身，耐飢，長秊。

生山谷。

《名醫》曰：一名液石，一名共石，一名脫石，一名番石，生赭陽及太山之陰，或掖北、白山，或卷山，采無時。

案《范子計然》云：滑石，白滑者善。《南越志》云：膋城縣出膋石，卽滑石也。

石膽

味酸，寒。主明目，目痛；金創，諸癇痙；女子陰蝕痛，石淋寒熱，崩中下血，諸邪毒氣，令人有子。鍊餌服之，不老，久服增壽神僊。能化鐵爲銅，成金銀（《御覽》引作合成）。一名畢石，生山谷。

《吳普》曰：石膽，神農酸，小寒；李氏大寒；桐君辛，有毒；扁鵲苦，無毒（《御覽》引云：一名黑石，一名銅勒，生羌道或句青山，二月庚子、辛丑采）。

《名醫》曰：一名黑石，一名碁石，一名銅勒，生羌道、羌里、句青山。二月庚子、辛丑日采。

案《范子計然》云：石膽，出隴西羌道。陶弘景云：《僊經》一名立制石。《周禮》瘍醫凡療瘍，以五毒攻之；鄭云：今醫方有五毒之藥，作之合黃堥，置石膽、丹沙、雄黃、礬石、慈石其中，燒之三日三夜，其煙上著，以雞羽掃取之以注創，惡肉破骨則盡出；《圖經》曰：故翰林學士楊億嘗筆記直史館楊嵎，有瘍生於頰，人語之，依鄭法合燒，藥成注之瘡中，遂愈。信古方攻病之速也。

空青

味甘，寒。主青盲耳聾。明目，利九竅，通血脈，養精神。久服輕身，延年，不老。能化銅、鐵、鈆、錫作金。生山谷。

《吳普》曰：空青，神農甘。一經酸。久服有神僊玉女來時，使人志高（《御覽》）。

《名醫》曰：生益州及越巂山有銅處，銅精熏則生空青，其腹中空，三月中旬采，亦無時。

案《西山經》云：皇人之山，其下多青。郭璞云：空青，曾青之屬。《范子計然》云：空青，出巴郡。《司馬相如賦》云：丹青。張揖云：青，青雘也。顏師古云：青雘，今之丹青也。

曾青

味酸，小寒。主目痛，止淚出，風痹，利關節，通九竅，破癥堅積聚。久服輕身，不老。能化金、銅，生山谷。

《名醫》曰：生蜀中及越巂，采無時。

案《管子·揆度篇》云：秦明山之曾青；《荀子》云：南海，則有曾青。楊倞注：曾青，銅之精。《范子計然》云：曾青出弘農豫章，白青出新淦。青色者善。《淮南子·地形訓》云：青天八百歲生青曾。高誘云：

青曾，青石也。

禹餘糧

味甘，寒。主欬逆寒熱，煩滿，下（《御覽》有痢字）赤白，血閉癥瘕，大熱。錬餌服之，不飢，輕身延年。生池澤及山島中。

《名醫》曰：一名白餘糧，生東海及池澤中。

案《范子計然》云：禹餘糧出河東。《列僊傳》云：赤斧，上華山取禹餘糧。《博物志》云：世傳昔禹治水，棄其所餘食于江中而爲藥也。按此出《神農經》，則禹非夏禹之禹，或本名白餘糧，《名醫》等移其名耳。

太一餘糧

味甘，平。主欬逆上氣，癥瘕、血閉、漏下，餘邪氣。久服耐寒暑，不飢，輕身，飛行千里，神僊（《御覽》引作若神僊）。一名石𥓓，生山谷。

《吳普》曰：太一禹餘糧，一名禹哀。神農、岐伯、雷公甘，平；李氏小寒；扁鵲甘，無毒。生太山上，有甲；甲中有白，白中有黄，如雞子黄色，九月采，或無時。

《名醫》曰：生太山。九月采。

案《抱朴子·金丹篇》云：《靈丹經》用丹沙、雄黄、雌黄、石硫黄、曾青、礬石、磁石、戎鹽、太一禹餘糧，亦用六一泥及神室祭醮合之，三十六日成。

白石英

味甘，微溫。主消渴，陰痿不足，欬逆（《御覽》引作嘔），胸鬲間久寒，益氣，除風溼痹。（《御覽》引作陰溼痹）。久服輕身（《御覽》引作身輕健）、長年。生山谷。

《吳普》曰：白石英，神農甘；岐伯、黄帝、雷公、扁鵲無毒。生太山。形如紫石英，白澤，長者二三寸，采無時（《御覽》引云：久服通日月光）。

《名醫》曰：生華陰及太山。

案《司馬相如賦》有白坿。蘇林云：白坿，白石英也。司馬貞云：出魯陽山。

紫石英

味甘，溫。主心腹欬逆（《御覽》引作嘔逆），邪氣，補不足，女子風寒在子宮，絕孕十年無子。久服溫中，輕身，延年。生山谷。

《吳普》曰：紫石英，神農、扁鵲味甘，平；李氏大寒；雷公大溫；岐伯甘，無毒，生太山或會稽，采無時，欲令如削，紫色達頭如樗蒲者。

又曰：青石英，形如白石英，青端赤後者是；赤石英，形如白石英，赤端白後者是，赤澤有光，味苦，補心氣；黄石英，形如白石英，黄色如金，赤端者是；黑石英，形如白石英，黑澤有光（《御覽》掌禹錫引此節文）。

《名醫》曰：生太山，采無時。

青石、赤石、黄石、白石、黑石脂等

味甘，平。主黄疸，洩利，腸澼膿血，陰蝕，下血，赤白，邪氣，癰腫，疽痔，惡創，頭瘍，疥搔。久服補髓益氣，肥健，不飢，輕身延年。五石脂，各隨五色補五藏。生山谷中。

《吳普》曰：五色石脂，一名青、赤、黄、白、黑符。青符，神農甘；雷公酸，無毒；桐君辛，無毒；李氏小寒，生南山或海涯，采無時。赤符，神農、雷公甘；黄帝、扁鵲無毒；李氏小寒，或生少室，或生太山，色絳，滑如脂。黄符，李氏小寒；雷公苦，或生嵩山，色如㹠䐉、鴈雛，采無時。白符，一名隨髓，岐伯、雷公酸，無毒；李氏小寒；桐君甘，無毒；扁鵲辛，或生少室天婁山，或太山。黑符，一名石泥，桐君甘，無毒，生洛西山空地。

《名醫》曰：生南山之陽，一本作南陽。又云：黑石脂，一名石涅，一名石墨。

案　《吳普》引神農甘云云，五石脂各有條，後世合爲一條也。《范子計然》云：赤石脂，出河東，色赤者善。

《列僊傳》云：赤須子，好食石脂。

白青

味甘，平。主明目，利九竅，耳聾，心下邪氣，令人吐，殺諸毒、三蟲。久服通神明，輕身，延年，不老。生山谷。

《吴普》曰：神農甘，平；雷公酸，無毒。生豫章，可消而爲銅（《御覽》）。

《名醫》曰：生豫章，采無時。

案《范子計然》云：白青，出巴郡。

扁青

味甘，平。主目痛，明目，折跌，癰腫，金創不瘳，破積聚，解毒氣（《御覽》引作辟毒），利精神。久服輕身，不老。生山谷。

《吴普》曰：扁青，神農、雷公小寒，無毒，生蜀郡，治丈夫内絶，令人有子（《御覽》引云：治癰脾風痹。久服輕身）。

《名醫》曰：生朱崖、武都、朱提，采無時。

案《范子計然》云：扁青，出弘農、豫章。

右，玉石上品，一十八種，舊同。

昌蒲

味辛，溫。主風寒溼痹，欬逆上氣，開心孔，補五藏，通九竅，明耳目，出聲音。久服輕身，不忘，不迷或延年。一名昌陽（《御覽》引云：生石上，一寸九節者，久服輕身云云。《大觀本》無生石上三字，有云：一寸九節者良，作黑字），生池澤。

《吳普》曰：昌蒲，一名堯韭（《蓺文類聚》引云：一名昌陽）。

《名醫》曰：生上洛及蜀郡嚴道，五月十二日采根，陰乾。

案《說文》云：茚，昌蒲也，益州生。茆茚茆也。《廣雅》云：卬昌陽，昌蒲也。《周禮·醢人》云：昌本。鄭云：昌本，昌蒲根，切之四寸爲菹。《春秋左傳》云：饗以昌歜。杜預云：昌歜，昌蒲菹。《呂氏春秋》云：冬至後五旬七日，昌始生。昌者，百艸之先，於是始耕。《淮南子·說山訓》云：昌羊，去蚤蝨而來蛉窮。高誘云：昌羊，昌蒲。《列僊傳》云：商邱子胥食昌蒲根，務光服蒲韭根。《離騷艸木疏》云：沈存中云：所謂蘭蓀，卽今昌蒲是也。

鞠華

味苦，平。主風，頭眩腫痛，目欲脫，淚出，皮膚死肌，惡風溼痹。久服利血氣，輕身，耐老，延年。

一名節華，生川澤及田野。

《吳普》曰：菊華，一名白華（《初學記》），一名女華，一名女莖。

《名醫》曰：一名日精，一名女節，一名女華，一名女莖，一名更生，一名周盈，一名傅延年，一名陰成，生雍州。正月采根，三月采葉，五月采莖，九月采華，十一月采實。皆陰乾。

案《說文》云：蘜，治蘠也，蘜，日精也，似秋華或省作蓻。《爾雅》云：蘜治蘠。郭璞云：今之秋華，菊。則蘜、蘜、蓻，皆秋華字，惟今作菊。《說文》以爲大菊蘧麥，假音用之也。

人參

味甘，微寒。主補五藏，安精神，定魂魄，止驚悸，除邪氣，明目，開心益智。久服輕身延年。一名人銜，一名鬼蓋。生山谷。

《吳普》曰：人參，一名土精，一名神艸，一名黃參，一名血參，一名人微，一名玉精。神農甘，小寒；桐君、雷公苦；岐伯、黃帝甘，無毒；扁鵲有毒。生邯鄲。三月生葉，小兌，核黑，莖有毛，三月、九月采根，根有頭、足、手，面目如人（《御覽》）。

《名醫》曰：一名神艸，一名人微，一名土精，一名血參，如人形者，有神。生上黨及遼東。二月、四月、八月上旬，采根。竹刀刮，暴乾，無令見風。

案《說文》云：蓡，人蓡，藥艸，出上黨。《廣雅》云：地精，人葠也。《范子計然》云：人參，出上黨，狀類人者善。劉敬叔《異苑》云：人參，一名土精，生上黨者佳。人形皆具，能作兒啼。

天門冬

味苦，平。主諸暴風溼偏痹，强骨髓，殺三蟲，去伏尸。久服輕身，益氣，延年。一名顛勒（《爾雅》注引云：門冬，一名滿冬，今無文）。生山谷。

《名醫》曰：生奉高山，二月、七月、八月采根，暴乾。

案《說文》云：蘠，蘠蘼，虋冬也。《中山經》云：條谷之山，其艸多虋冬。《爾雅》云：蘠蘼，虋冬。《列僊傳》云：赤須子食天門冬。《抱朴子·僊藥篇》云：天門冬，或名地門冬，或名筳門冬，或名顛棘，或名淫羊食，或名管松。

甘艸

味甘，平。主五藏六府寒熱邪氣，堅筋骨，長肌肉，倍力，金創尰，解毒。久服輕身延年（《御覽》引云：一名美艸，一名密甘，《大觀本》作黑字）。生川谷。

《名醫》曰：一名密甘，一名美艸，一名蜜艸，一名蕗（當作蘦）艸。生河西積沙山及上郡。二月、八月除日采根，暴乾，十日成。

案《說文》云：苷，甘艸也；藷，大苦也；苦，大苦苓也。《廣雅》云：美艸，甘艸也。《毛詩》云：隰有苓。《傳》云：苓，大苦。《爾雅》云：藷，大苦。郭璞云：今甘艸，蔓延生；葉似荷，青黃；莖赤黃，有節，節有枝相當。或云藷似地黃，此作甘，省字。藷苓通。

乾地黃

味甘，寒。主折跌絶筋，傷中，逐血痹，塡骨髓，長肌肉。作湯除寒熱積聚，除痹生者尤良。久服輕身，不老。一名地髓。生川澤。

《名醫》曰：一名苄，一名芑，生咸陽黃土地者佳，二月、八月采根，陰乾。

案《說文》云：苄，地黃也。禮曰：鈃毛牛藿、羊苄、豕薇。《廣雅》云：地髓，地黃也。《爾雅》云：苄，地黃。郭璞云：一名地髓。江東呼苄。《列僊傳》云：呂尚服地髓。

朮

味苦，溫。主風寒溼痹、死肌、痙、疸。止汗，除熱，消食。作煎餌。久服輕身，延年，不飢。一名山薊（《藝文類聚》引作山筋）。生山谷。

《吳普》曰：朮，一名山連，一名山芥，一名天蘇，一名山薑（《蓺文類聚》）。

《名醫》曰：一名山薑，一名山連，生鄭山、漢中、南鄭，二月、三月、八月、九月采根，暴乾。

案《說文》云：朮，山薊也。《廣雅》云：山薑，朮也。白朮，牡丹也。《中山經》云：首山艸多朮。郭璞云：朮，山薊也。《爾雅》云：朮，山薊。郭璞云：今朮似薊，而生山中。《范子計然》云：朮，出三輔，黃白色者善。《列僊傳》云：涓子好餌朮。《抱朴子・僊藥篇》云：朮，一名山薊，一名山精，故《神藥經》曰：必欲長生，長服山精。

兔絲子

味辛，平。主續絶傷，補不足，益氣力，肥健。汁去面皯。久服明目，輕身，延年。一名兔蘆。生川澤。

《吳普》曰：兔絲，一名玉女，一名松蘿，一名烏蘿，一名鴨蘿，一名復實，一名赤網，生山谷（《御覽》）。

《名醫》曰：一名菟縷，一名唐蒙，一名玉女，一名赤網，一名兔纍。生朝鮮田野，蔓延艸木之上，色黃而細爲赤網，色淺而大爲兔纍。九月采實，暴乾。

案《說文》云：蒙，玉女也。《廣雅》云：兔邱，兔絲也；女蘿，松蘿也。《爾雅》云：唐蒙，女蘿；女蘿，兔絲。又云：蒙，玉女。《毛詩》云：爰采唐矣。《傳》云：唐蒙，菜名，又蔦與女蘿。《傳》云：女蘿、菟絲，松蘿也。陸璣云：今菟絲蔓連艸上生，黃赤如金，今合藥，菟絲子是也，非松蘿，松蘿自蔓松上，枝正青，與菟絲異。《楚辭》云：被薜荔兮带女蘿。王逸云：女蘿，兔絲也。《淮南子》云：千秋之松，下有茯苓，上有兔絲。高誘注云：茯苓，千歲松脂也。菟絲生其上而無根。舊作菟，非。

牛厀

味苦，酸（《御覽》作辛）。主寒（《御覽》作傷寒）溼痿痹，四肢拘攣，厀痛不可屈伸，逐血氣，傷熱火爛，墮胎。久服輕身耐老（《御覽》作能老）。一名百倍。生川谷。

《吳普》曰：牛厀，神農甘；一經酸；黃帝、扁鵲甘；李氏溫；雷公酸，無毒。生河內或臨邛，葉如夏藍，莖本赤，二月、八月采（《御覽》）。

《名醫》曰：生河內及臨朐。二月、八月、十月采根，陰乾。

案《廣雅》云：牛莖，牛厀也。陶弘景云：其莖有節，似膝，故以爲名也。膝，當爲厀。

充蔚子

味辛，微溫。主明目益精，除水氣。久服輕身。莖主癮疹痒，可作浴湯。一名益母，一名益明，一名大札。生池澤。

《名醫》曰：一名貞蔚，生海濱，五月采。

案《說文》云：蓷，萑也。《廣雅》云：益母，充蔚也。《爾雅》云：萑，蓷。郭璞云：今茺蔚也。《毛詩》云：中谷有蓷。《傳》云：蓷，鵻也。陸璣云：舊說及魏博士濟陰周元明皆云，菴閭是也。《韓詩》及《三蒼說》悉云，益母，故曾子見益母而感。劉歆曰：蓷，臭穢。臭穢，卽茺蔚也。舊作茺，非。

女萎

味甘，平。主中風暴熱，不能動搖，跌筋結肉，諸不足。久服去面黑皯，好顏色，潤澤，輕身，不老。生山谷。

《吳普》曰：女萎，一名葳蕤，一名玉馬，一名地節，一名蟲蟬，一名烏萎，一名熒，一名玉竹。神農苦；一經甘；桐君、雷公、扁鵲甘，無毒；黃帝辛。生太山山谷，葉青黃相値如薑，二月、七月采。治中風暴熱。久服輕身（《御覽》）。一名左眄。久服輕身耐老（同上）。

《名醫》曰：一名熒，一名地節，一名玉竹，一名馬熏，生太山及邱陵，立春後采，陰乾。

案《爾雅》云：熒，委萎。郭璞云：藥艸也，葉似竹，大者如箭，竿有節，葉狹而長，表白裏青，根大如指，長一二尺，可啖。陶弘景云：按《本經》有女萎，無萎蕤，《別錄》有萎蕤，而爲用正同，疑女萎卽萎蕤也，惟名異耳。陳藏器云：《魏志·樊阿傳》：青黏，一名黃芝，一名地節。此卽萎蕤。

防葵

味辛，寒。主疝瘕腸洩，膀光熱結，溺不下。欬逆，温瘧，癲癇，驚邪狂走。久服堅骨髓，益氣，輕身。

一名梨蓋。生川谷。

《吳普》曰：房葵，一名梨蓋，一名爵離，一名房苑，一名晨艸，一名利如，一名方蓋。神農辛，小寒；桐君、扁鵲無毒；岐伯、雷公、黄帝苦，無毒。莖葉如葵，上黑黄。二月生根，根大如桔梗，根中紅白。六月華白，七月、八月實白，三月三日采根（《御覽》）。

《名醫》曰：一名房慈，一名爵離，一名農果，一名利茹，一名方蓋。生臨淄及嵩高太山少室，三月三日采根，暴乾。

案《博物志》云：防葵，與狼毒相似。

茈胡

味苦，平。主心腹，去腸胃中結氣，飲食積聚，寒熱邪氣，推陳致新。久服輕身，明目，益精。一名地熏。

《吳普》曰：茈葫，一名山菜，一名茹艸。神農、岐伯、雷公苦，無毒。生宛朐，二月、八月采根（《御覽》）。

《名醫》曰：一名山菜，一名茹艸葉，一名芸蒿，辛香可食。生弘農及宛朐，二月、八月采根，暴乾。

案《博物志》云：芸蒿，葉似邪蒿，春秋有白蒻，長四五寸，香美可食。長安及河内竝有之。《夏小正》云：正月采芸。《月令》云：仲春，芸始生。《呂氏春秋》云：菜之美者，華陽之芸，皆卽此也。《急就篇》有芸。顔師古注云：卽今芸蒿也，然則是此茈胡葉矣。茈、柴，前聲相轉。《名醫別錄》前胡條，非。陶弘景云：《本經》上品有茈胡而無此。晚來醫乃用之。

麥門冬

味甘，平。主心腹結氣，傷中、傷飽，胃絡脈絶，羸疫短氣。久服輕身，不老，不飢。生川谷及隄阪。

《吳普》曰：一名馬韭，一名虋冬，一名忍冬，一名忍陵，一名不死藥，一名僕壘，一名隨脂（《太平御覽》引云：一名羊韭；秦，一名馬韭，一名禹韭，韭；越，一名羊薺，一名叓韭，一名禹韭，一名釁韭，一名禹餘糧）。神農、岐伯甘，平；黃帝、桐君、雷公甘，無毒；李氏甘，小溫；扁鵲無毒。生山谷肥地，葉如韭，肥澤叢生。采無時，實青黃。

《名醫》曰：秦名羊韭，齊名叓韭，楚名馬韭，越名羊蓍，一名禹葭，一名禹餘糧。葉如韭，冬夏長生，生函谷肥土、石間久廢處，二月、三月、八月、十月采，陰乾。

案《說文》云：荵，荵冬艸。《中山經》云：青要之山，是多僕纍。据《吳普》說：卽麥門冬也。忍、荵，壘、纍，音同。陶弘景云：實如青珠，根似穬麥，故謂麥門冬。

獨活

味苦，平。主風寒所擊，金瘡，止痛，賁豚，癇痓，女子疝瘕。久服輕身，耐老。一名羌活，一名羌青，一名護羌使者。生川谷。

《吳普》曰：獨活，一名胡王使者，神農、黄帝苦，無毒。八月采。此藥有風華不動，無風獨搖（《御覽》）。

《名醫》曰：一名胡王使者，一名獨搖艸。此艸得風不搖，無風自動。生雍州或隴西南安，二月、八月采根，暴乾。

案《列僊傳》云：山圖服羌活、獨活，則似一名。護羌、胡王，皆羌字緩聲，猶專諸爲專設諸，庚公差爲庚公之斯，非有義也。

車前子

味甘，寒，無毒。主氣癃，止痛，利水道小便，除溼痹。久服輕身，耐老。一名當道（《御覽》有云：一名牛舌，《大觀本》作牛遺，黑字）。生平澤。

《名醫》曰：一名芣苢，一名蝦蟇衣，一名牛遺，一名勝舄。生眞定邱陵阪道中，五月五日采，陰乾。

案《說文》云：芣，一曰芣苢；苢，芣苢；一名馬舄，其實如李，令人宜子，《周書》所說。《廣雅》

云：當道，馬舄也。《爾雅》云：芣苢，馬舄；馬舄，車前。郭璞云：今車前艸，大葉長穗，好生道邊，江東呼爲蝦蟇衣。又蕒，牛蘈。孫炎云：車前，一名牛蘈。《毛詩》云：采采芣苢。《傳》云：芣苢，馬舄；馬舄，車前也。陸璣云：馬舄，一名車前，一名當道。喜在牛蹟中生，故曰車前當道也，今藥中車前子是也，幽州人謂之牛舌艸。

木香

味辛。主邪氣，辟毒疫溫鬼，强志。主淋露（《御覽》引云：主氣不足。《大觀本》作黑字）。久服不夢寤魘寐（《御覽》引云：一名密青。又云：輕身，致神僊，《大觀本》俱作黑字）。生山谷。

《名醫》曰：一名蜜香，生永昌。

署豫（舊作薯蕷，《御覽》作署豫是）

味甘，溫。主傷中，補虛羸，除寒熱邪氣，補中，益氣力，長肌肉。久服耳目聰明，輕身，不飢，延年。一名山芋，生山谷。

《吳普》曰：薯蕷，一名諸署（《御覽》作署豫，作諸署，《藝文類聚》亦作諸）。齊越名山芋，一名修脆，一名兒艸（《御覽》引云：秦楚名玉延，齊越名山芋，鄭趙名山芋，一名玉延）。神農甘，小溫；桐君、雷公甘（《御覽》作苦），無毒。或生臨朐鍾山。始生，赤莖細蔓，五月華白，七月實青黃，八月熟落，根中白，皮黃，類芋（《御覽》引云：二月、三月、八月采根。惡甘遂）。

《名醫》曰：秦楚名玉延，鄭越名土藷。生嵩高，二月、八月采根，暴乾。

案《廣雅》云：玉延，藷薁，署預也。《北山經》云：景山艸多藷薁。郭璞云：根似羊蹄，可食，今江南單呼爲藷，語有輕重耳。《范子計然》云：藷薁，本出三輔，白色者善。《本艸衍義》云：山藥，上一字犯宋英廟諱，下一字曰蕷，唐代宗名豫，故改下一字爲藥。

薏苡仁

味甘，微寒。主筋急拘攣不可屈神，風溼痹，下氣。久服輕身，益氣。其根下三蟲。一名解蠡。生平澤及田野。

《名醫》曰：一名屋菼，一名起實，一名贛。生眞定，八月采實，采根無時。

案《說文》云：蔏，蔏苢，一曰蔏英。贛，一曰薏苢。《廣雅》云：贛起實，蔏目也。《吳越春秋》：鯀娶於有莘氏之女，名曰女嬉，年壯未孳，嬉於砥山，得薏苡而吞之，意若爲人所感，因而姙孕。《後漢書·馬援傳》：援在交趾，常餌薏苡實，用能輕身省欲以勝瘴，蔏俗作薏，非。

澤瀉

味甘，寒。主風寒溼痹，乳難消水，養五藏，益氣力，肥健。久服耳目聰明，不飢，延年，輕身，面生光，能行水上。一名水瀉，一名芒芋，一名鵠瀉。生池澤。

《名醫》曰：生汝南，五、六、八月采根，陰乾。

案《說文》云：藚，水寫也。《爾雅》云：蕍蕮。郭璞云：今澤蕮，又藚，牛脣。郭璞云：《毛詩傳》云水蕮也，如續斷，寸寸有節，拔之可復。《毛詩》云：言采其藚。《傳》云：藚，水舃也。陸璣云：今澤舃也。其葉如車前艸大，其味亦相似，徐州廣陵人食之。

遠志

味苦，溫。主欬逆，傷中，補不足，除邪氣，利九竅，益智慧，耳目聰明，不忘，强志倍力。久服輕身，不老。葉名小艸，一名棘菀（陸德明《爾雅音義》引作菀），一名葽繞（《御覽》作要繞），一名細艸。生川谷。

《名醫》曰：生太山及宛朐。四月采根、葉，陰乾。

案《說文》云：蒬棘，蒬也。《廣雅》云：蕀苑，遠志也。其上謂之小艸。《爾雅》云：葽繞，蕀蒬。郭璞云：今遠志也，似麻黄，赤華，葉鋭而黄。

龍膽

味苦、澀。主骨閒寒熱，驚癇邪氣，續絶傷，定五藏，殺蠱毒。久服益智，不忘，輕身，耐老。一名陵游，生山谷。

《名醫》曰：生齊朐及宛朐。二月、八月、十一月、十二月采根，陰乾。

細辛

味辛，溫。主欬逆，頭痛匘動，百節拘攣，風溼，痹痛，死肌。久服明目，利九竅，輕身，長年。一名小辛。生山谷。

《吴普》曰：細辛，一名細艸（《御覽》引云：一名小辛）。神農、黄帝、雷公、桐君辛，小溫；岐伯無毒；李氏小寒。如葵葉，色赤黑，一根一葉相連（《御覽》引云：三月、八月采根）。

《名醫》曰：生華陰。二月、八月采根，陰乾。

案《廣雅》云：細條、少辛，細辛也。《中山經》云：浮戲之山，上多少辛。郭璞云：細辛也。《管子·地員篇》云：小辛，大蒙。《范子計然》云：細辛，出華陰，色白者善。

石斛

味甘，平。主傷中，除痹，下氣，補五藏虚勞，羸瘦，强陰。久服厚腸胃，輕身，延年。一名林蘭（《御覽》引云：一名禁生。《大觀本》作黑字）。生山谷。

《吳普》曰：石斛，神農甘，平；扁鵲酸；李氏寒（《御覽》）。

《名醫》曰：一名禁生，一名杜蘭，一名石蓫。生六安水傍石上，七月、八月采莖，陰乾。

案《范子計然》云：石斛，出六安。

巴戟天

味辛，微溫。主大風邪氣，陰痿不起，强筋骨，安五藏，補中，增志，益氣。生山谷。

《名醫》曰：生巴郡及下邳，二月、八月采根，陰乾。

白英

味甘，寒。主寒熱、八疸、消渴，補中益氣。久服輕身，延年。一名穀菜（元本誤作黑字）。生山谷。

《名醫》曰：一名白艸。生益州，春采葉，夏采莖，秋采華，冬采根。

案《爾雅》云：苻，鬼目。郭璞云：今江東有鬼目艸，莖似葛，葉圓而毛，子如耳璫也，赤色叢生。《唐本》注白英云：此鬼目艸也。

白蒿

味甘，平。主五藏邪氣，風寒溼痹，補中益氣，長毛髮，令黑，療心縣，少食，常飢。久服輕身，耳目聰明，不老。生川澤。

《名醫》曰：生中山，二月采。

案《說文》云：蘩，白蒿也；艾，冰臺也。《廣雅》云：蘩母，蒡葧也。《爾雅》云：艾，冰臺。郭璞云：今艾，白蒿。《夏小正》云：二月采蘩。《傳》云：蘩，由胡。由胡者，繁母也。繁母者，旁勃也。《爾雅》云：蘩，皤蒿。郭璞云：白蒿。又蘩，由胡。郭璞云：未詳。《毛詩》云：於以采蘩。《傳》云：蘩，皤蒿也。又采蘩祁祁。《傳》云：蘩，白蒿也。陸璣云：凡艾，白色者爲皤蒿。《楚辭》王逸注云：艾，白蒿也。按皤白，音義皆相近。艾是藥名，《本艸經》無者，卽白蒿是也。《名醫》別出艾條，非。

赤箭

味辛，溫。主殺鬼精物、蠱毒惡氣。久服益氣力，長陰，肥健，輕身，增年。一名離母，一名鬼督郵。生川谷。

《吳普》曰：鬼督郵，一名神屮，一名閻狗。或生太山，或少室。莖、箭赤，無葉，根如芋子。三月、四月、八月采根，日乾。治癰腫（《御覽》）。

《名醫》曰：生陳倉、雍州及太山少室，三月、四月、八月采根，暴乾。

案　《抱朴子》云：按僊方中有合離屮，一名獨搖，一名離母，所以謂之合離、離母者，此屮爲物，下根如芋魁，有游子十二枚周環之，去大魁數尺，雖相須而實不相連，但以氣相屬耳，別說云：今醫家見用天麻，即是此赤箭根。

奄閭子（舊作菴閭，《御覽》作奄閭，是）

味苦，微寒。主五藏瘀血，腹中水氣，臚張畱熱，風寒溼痹，身體諸痛。久服輕身，延年，不老。生川谷。

《吳普》曰：奄閭，神農、雷公、桐君、岐伯苦，小溫，無毒；李氏溫。或生上黨，葉青厚兩相當，七月華白，九月實黑，七月、九月、十月采，驢馬食，僊去（《御覽》）。

《名醫》曰：駏驉食之神僊。生雍州，亦生上黨及道邊，十月采實，陰乾。

案　司馬相如賦有奄閭。張揖云：奄閭，蒿也，子可治疾。

析蓂子

味辛，微溫。主明目，目痛淚出，除痹，補五藏，益精光。久服輕身，不老。一名蔑析，一名大蕺，一名馬辛。

生川澤及道旁。

《吳普》曰：析蓂，一名析目，一名榮冥，一名馬騂。雷公、神農、扁鵲辛，李氏小溫。四月采乾。二十日，生道旁。得細辛，良。畏乾薑、苦參、薺實，神農無毒。生野田，五月五日采，陰乾。治腹脹（《御覽》）。

《名醫》曰：一名大薺，生咸陽。四月、五月采，暴乾。

案《說文》云：蓂，析蓂，大薺也。《廣雅》云：析蓂，馬辛也。《爾雅》云：析蓂，大薺。郭璞云：薺，葉細，俗呼之曰老薺，舊作菥，非。

蓍實

味苦，平。主益氣，充肌膚，明目，聰慧，先知。久服不飢，不老，輕身。生山谷。

《吳普》曰：蓍實，味苦、酸，平，無毒，主益氣，充肌膚，明目，聰慧，先知，久服不飢，不老，輕身，生少室山谷。八月、九月采實，暴乾（《御覽》）。

《名醫》曰：生少室，八月、九月采實，日乾。

案《說文》云：蓍，蒿屬，生千歲，三百莖。《史記·龜策傳》云：蓍，百莖共一根。

赤芝（黑、青、白、黃、紫芝）

味苦，平。主胸中結，益心氣，補中，增慧智，不忘。久食輕身，不老，延年，神僊。一名丹芝。黑芝，味鹹，平。主癃，利水道，益腎氣，通九竅，聰察。久食輕身、不老、延年、神僊。一名元芝。青芝，味酸，平。主明目，補肝氣，安精魂，仁恕，久食輕身、不老、延年、神僊。一名龍芝。白芝，味辛，平。主欬逆上氣，益肺氣，通利口鼻，强志意，勇悍，安魄。久食輕身、不老、延年、神僊。一名玉芝。黃芝，味甘，平。主心腹五邪，益脾氣，安神，忠信和樂。久食輕身、不老、延年、神僊。一名金芝。紫芝，味甘，溫。主耳聾，利關節，保神，益精氣，堅筋骨，好顏色。久服輕身、不老、延年。一名木芝。生山谷。（舊作六種，今并）。

《吳普》曰：紫芝，一名木芝。

《名醫》曰：赤芝生霍山；黑芝生恆山；青芝生太山；白芝生華山；黃芝生嵩山；紫芝生高夏地上，色紫，形如桑（《御覽》）。六芝，皆無毒，六月、八月采。

案《說文》云：芝，神艸也。《爾雅》云：茵芝。郭璞云：芝，一歲三華，瑞艸。《禮·內則》云：芝栭。盧植注云：芝，木芝也。《楚辭》云：采三秀于山閒。王逸云：三秀，謂芝艸。《後漢書·華佗傳》有漆葉青黏散，注引陀傳曰：青黏者，一名地節，一名黃芝，主理五藏，益精氣，本《字書》無黏字，相傳音女廉反。《列僊傳》

云：呂尚服澤芝。《抱朴子·僊藥篇》云：赤者如珊瑚，白者如截肪，黑者如澤漆，青者如翠羽，黄者如紫金，而皆光明洞徹，如堅冰也。

卷柏

味辛，溫。生山谷。主五藏邪氣，女子陰中寒熱痛，癥瘕，血閉，絶子。久服輕身，和顏色。一名萬歲。生山谷石間。

《吳普》曰：卷柏，神農辛，桐君、雷公甘（《御覽》引云：一名豹足，一名求股，一名萬歲，一名神枝，時生山谷）。

《名醫》曰：一名豹足，一名求股，一名交時。生常山，五月、七月采，陰乾。

案《范子計然》云：卷柏，出三輔。

藍實

味苦，寒。主解諸毒，殺蠱蚑，注鬼，螫毒。久服頭不白，輕身。生平澤。

《名醫》曰：其莖葉可以染青，生河內。

案《說文》云：葴，馬藍也。藍，染青艸也。《爾雅》云：葴，馬藍。郭璞云：今大葉冬藍也。《周禮》掌染艸。鄭注云：染艸，藍蒨象斗之屬。《夏小正》：五月啓灌藍。《毛詩》云：終朝采藍。《箋》云：藍，染艸也。

芎藭

味辛，溫。主中風入腦，頭痛寒痹，筋攣緩急，金創，婦人血閉無子。生川谷。

《吳普》曰：芎藭（《御覽》引云：一名香果），神農、黄帝、岐伯、雷公辛，無毒；扁鵲酸，無毒；李氏生溫，熟寒。或生胡無桃山陰或太山（《御覽》作或斜谷西嶺，或太山）。葉香細青黑，文赤如藁本，冬夏叢生，五月華赤，七月實黑，莖端兩葉，三月采根，有節，似馬銜狀。

《名醫》曰：一名胡藭，一名香果。其葉名蘼蕪。生武功斜谷西嶺，三月、四月采根，暴乾。

案《說文》云：营，营藭，香艸也。芎，司馬相如說或从弓。《春秋左傳》云：有山鞠窮乎。杜預云：鞠藭所以禦溼。《西山經》云：號山，其艸多芎藭。郭璞云：芎藭，一名江蘺。《范子計然》云：芎藭，生始無枯者善（有脫字）。司馬相如賦有芎藭。司馬貞引司馬彪云：芎藭，似藁本。郭璞云：今歷陽呼爲江離。

蘼蕪

味辛，溫。主欬逆，定驚氣，辟邪惡，除蠱毒鬼注，去三蟲，久服通神。一名薇蕪。生川澤。

《吳普》曰：蘪蕪，一名芎藭（《御覽》）。

《名醫》曰：一名芷蘺，芎藭苗也。生雍州及宛朐，四月、五月采葉，暴乾。

案《說文》云：蘪，蘪蕪也。蘺，芷蘺，蘪蕪。《爾雅》云：蘄茝蘪蕪。郭璞云：香艸，葉小如委狀。《淮南子》云：似蛇牀。《山海經》云：臭如蘪蕪。司馬相如賦有江離、蘪蕪。司馬貞引樊光云：藁本，一名蘪蕪，根名蘄芷。

黃連

味苦，寒。主熱氣目痛、眥傷、泣出，明目（《御覽》引云：主莖傷。《大觀本》無），腸澼，腹痛下利，婦人陰中腫痛。久服令人不忘。一名王連。生川谷。

《吳普》曰：黃連，神農、岐伯、黃帝、雷公苦，無毒；李氏小寒。或生蜀郡、太山之陽（《御覽》）。

《名醫》曰：生巫陽及蜀郡、太山，二月、八月采。

案《廣雅》云：王連，黃連也。《范子計然》云：黃連，出蜀郡，黃肥堅者善。

絡石

味苦，溫。主風熱、死肌、癰傷，口乾舌焦，癰腫不消，喉舌腫，水漿不下。久服輕身，明目，潤澤，好顏色，不老，延年。一名石鯪。生川谷。

《吳普》曰：落石，一名鱗石，一名明石，一名縣石，一名雲華，一名雲珠，一名雲英，一名雲丹。神農苦，小溫；雷公苦，無毒；扁鵲、桐君甘，無毒；李氏大寒，云：藥中君。采無時（《御覽》）。

《名醫》曰：一名石蹉，一名略石，一名明石，一名領石，一名縣石，生太山或石山之陰，或高山巖石上，或生人間，正月采。

案《西山經》云：上申之山多硌石，疑卽此。郭璞云：硌，磊硌大石皃，非也。《唐本》注云：俗名耐冬，山南人謂之石血，以其包絡石木而生，故名絡石。《別錄》謂之石龍藤，以石上生者良。

蒺藜子

味苦，溫。主惡血，破癥結積聚，喉痹，乳難。久服長肌肉，明目，輕身。一名旁通，一名屈人，一名止行，一名豺羽，一名升推（《御覽》引云：一名君水香，《大觀本》無文）。生平澤，或道旁。

《名醫》曰：一名卽藜，一名茨生，馮翊。七月、八月采實，暴乾。

案《說文》云：薺，蒺黎也。《詩》曰：牆上有薺，以茨爲茅葦，開屋字。《爾雅》云：茨，蒺藜。郭璞云：布地蔓生，細葉，子有三角，刺人。《毛詩》云：牆有茨。《傳》云：茨，蒺藜也。舊本作蒺蔾，非。

黃耆

味甘，微溫。主癰疽久敗創，排膿止痛，大風癩疾，五痔鼠瘻，補虛，小兒百病。一名戴糝。生山谷。

《名醫》曰：一名戴椹，一名獨椹，一名芰艸，一名蜀脂，一名百本。生蜀郡、白水、漢中，二月、十月采，陰乾。

肉松容

味甘，微溫。主五勞七傷，補中，除莖中寒熱痛，養五藏，強陰，益精氣，多子，婦人癥瘕。久服輕身。生山谷。

《吳普》曰：肉蓯蓉，一名肉松蓉，神農、黃帝鹹；雷公酸，小溫（《御覽》作李氏小溫）。生河西（《御覽》作東山陰地，長三四寸，叢生，或代郡（《御覽》下有鴈門二字）。二月至八月采（《御覽》引云：陰乾用之）。

《名醫》曰：生河西及代郡鴈門，五月五日采，陰乾。

案《吳普》云：一名肉松蓉，當是古本，蓉卽容字，俗寫蓯蓉，非正字也。陶弘景云：是野馬精落地所生，生時似肉，舊作肉蓯蓉，非。

防風

味甘，溫，無毒。主大風頭眩痛，惡風風邪，目盲無所見，風行周身，骨節疼痹（《御覽》作痛），煩滿。久服輕身。一名銅芸（《御覽》作芸）。生川澤。

《吳普》曰：防風，一名迴雲，一名回艸，一名百枝，一名蕑根，一名百韭，一名百種。神農、黃帝、岐伯、桐君、雷公、扁鵲甘，無毒；李氏小寒。或生邯鄲、上蔡。正月生葉，細圓，青黑黃白；五月華黃，六月實黑。三月、十月采根，日乾，琅邪者良（《御覽》）。

《名醫》曰：一名茴艸，一名百枝，一名屏風，一名蕑根，一名百蜚。生沙苑及邯鄲、琅邪、上蔡。二月、十月采根，暴乾。

案《范子計然》云：防風，出三輔，白者善。

蒲黃

味甘，平。主心腹、旁光寒熱，利小便，止血，消瘀血。久服輕身，益氣力，延年，神僊。生池澤。

《名醫》曰：生河東，四月采。

案《玉篇》云：蒚，謂今蒲頭有臺，臺上有重臺，中出黃，卽蒲黃。陶弘景云：此卽蒲釐華上黃粉也，

《僊經》亦用此，攷《爾雅》苻離，其上萵，苻離與蒲蘺聲相近，疑卽此。

香蒲

味甘，平。主五藏心下邪氣，口中爛臭，堅齒，明目，聰耳。久服輕身，耐老（《御覽》作能老）。一名睢（《御覽》云：睢蒲）。生池澤。

《吳普》曰：睢，一名睢石，一名香蒲，神農、雷公甘。生南海池澤中（《御覽》）。

《名醫》曰：一名醮，生南海。

案《說文》云：菩，艸也。《玉篇》云：菩，香艸也。又音蒲。《本艸圖經》云：香蒲，蒲黃苗也，春初生嫩葉，未出水時，紅白色，茸茸然，《周禮》以爲菹。

續斷

味苦，微溫。主傷寒，補不足，金創癰傷，折跌，續筋骨，婦人乳難（《御覽》作乳癰云：崩中、漏血。《大觀本》作黑字）。久服益氣力。一名龍豆，一名屬折。生山谷。

《名醫》曰：一名接骨，一名南艸，一名槐。生常山。七月、八月采，陰乾。

案《廣雅》云：褱，續斷也。《范子計然》云：續斷，出三輔。《桐君藥錄》云：續斷，生蔓延葉，細莖如荏，大根本黃白，有汁。七月、八月采根。

漏蘆

味苦，鹹寒。主皮膚熱，惡創，疽痔，溼痹，下乳汁。久服輕身，益氣，耳目聰明，不老，延年。一名野蘭。

生山谷。

《名醫》曰：生喬山，八月采根，陰乾。

案《廣雅》云：飛廉，漏蘆也。陶弘景云：俗中取根名鹿驪。

營實

味酸，溫。主癰疽惡創，結肉跌筋，敗創，熱氣，陰蝕不瘳，利關節。一名牆薇，一名牆麻，一名牛棘。

生川谷。

《吳普》曰：薔薇，一名牛勒，一名牛厀，一名薔薇，一名山棗（《御覽》）。

《名醫》曰：一名牛勒，一名薔蘼，一名山棘，生零陵及蜀郡，八月、九月采，陰乾。

案陶弘景云：即是牆薇子。

天名精

味甘，寒。主瘀血、血瘕欲死、下血。止血，利小便。久服輕身，耐老。一名麥句薑，一名蝦蟇藍，一名豕首。生川澤。

《名醫》曰：一名天門精，一名玉門精，一名彘顱，一名蟾蜍蘭，一名覲。生平原，五月采。

案　《説文》云：薽，豕首也。《爾雅》云：茢薽，豕首。郭璞云：今江東呼豨首，可以燭蠶蛹。陶弘景云：此即今人呼爲豨薟。《唐本》云：鹿活艸是也。《别錄》一名天蔓菁，南人呼爲地松。掌禹錫云：陳藏器别立地菘條，後人不當仍其謬。

決明子

味鹹，平。主青盲、目淫、膚赤、白膜、眼赤痛、淚出。久服益精光（《太平御覽》引作理目珠精，理，即治字），輕身。生川澤。

《吳普》曰：決明子，一名艸決明，一名羊明（《御覽》）。

《名醫》曰：生龍門，石決明生豫章，十月采，陰乾百日。

案　《廣雅》云：羊蹢蠋，英光也。又決明，羊明也。《爾雅》云：薢茩，英光。郭璞云：英明也。葉黄鋭，赤華，實如山茱萸。陶弘景云：形似馬蹄決明。

丹參

味苦，微寒。主心腹邪氣，腸鳴幽幽如走水，寒熱積聚；破癥除瘕，止煩滿，益氣。一名郤蟬艸。生川谷。

《吳普》曰：丹參，一名赤參，一名木羊乳，一名郤蟬艸。神農、桐君、黄帝、雷公、扁鵲苦，無毒；李氏大寒；岐伯鹹。生桐柏，或生太山山陵陰。莖華小方如荏，毛，根赤，四月華紫，五月采根，陰乾，治心腹痛（《御覽》）。

《名醫》曰：一名赤參，一名木羊乳。生桐柏山及太山，五月采根，暴乾。

案《廣雅》云：郤蟬，丹參也。

茜根

味苦，寒。主寒溼，風痹，黄疸，補中。生川谷。

《名醫》曰：可以染絳。一名地血，一名茹慮，一名茅蒐，一名蒨。生喬山。二月、三月采根，暴乾。

案《說文》云：茜，茅蒐也。蒐，茅蒐，茹藘。人血所生，可以染絳，从艸从鬼。《廣雅》云：地血，茹藘，蒨也。《爾雅》云：茹藘，茅蒐。郭璞云：今蒨也，可以染絳。《毛詩》云：茹藘在阪。《傳》云：茹藘，茅蒐也。陸璣云：一名地血，齊人謂之茜，徐州人謂之牛蔓。徐廣注《史記》云：茜，一名紅藍，其華染絵，赤黃也。按《名醫》別出紅藍條，非。

飛廉

味苦，平。主骨節熱，脛重酸疼。久服令人身輕。一名飛輕（已上四字，原本黑字）。生川澤。

《名醫》曰：一名伏兔，一名飛雉，一名木禾。生河內，正月采根，七月、八月采華，陰乾。

案《廣雅》云：伏豬，木禾也。飛廉，扇蘆也。陶弘景云：今旣別有漏蘆，則非此別名耳。

五味子

味酸，溫。主益氣，欬逆上氣，勞傷羸瘦。補不足，强陰，益男子精（《御覽》引云：一名會及，《大觀本》作黑字）。生山谷。

《吳普》曰：五味子，一名元及（《御覽》）。

《名醫》曰：一名會及，一名元及。生齊山及代郡，八月采實，陰乾。

案《說文》云：菋，荎豬也。荎，荎豬艸也。藸，荎藸也。《廣雅》云：會及，五味也。《爾雅》云：菋，荎藸。郭璞云：五味也。蔓生，子叢在莖頭。《抱朴子·僊藥篇》云：五味者，五行之精，其子有五味。

移門子服五味子十六年，色如玉女，入水不霑，入火不灼也。

旋華

味甘，溫。主益氣，去面皯（《御覽》作䵟）黑，色媚好（《御覽》作令人色悅澤）。其根味辛，主腹中寒熱邪氣，利小便。久服不飢，輕身。一名筋根華，一名金沸（《御覽》云：一名美艸，《大觀本》作黑字）。生平澤。

《名醫》曰：生豫州，五月采，陰乾。

案陶弘景云：東人呼爲山薑，南人呼爲美艸。《本艸衍義》云：世又謂之鼓子華。

蘭艸

味辛，平。主利水道，殺蠱毒，辟不祥。久服益氣，輕身，不老，通神明。一名水香。生池澤。

《名醫》曰：生大吳，四月、五月采。

案《說文》云：蘭，香艸也。《廣雅》云：蕑，蘭也。《易》：其臭如蘭。鄭云：蘭，香艸也。《夏小正》：五月蓄蘭。《毛詩》云：方秉蕑分。《傳》云：蕑，蘭也。陸璣云：蕑，卽蘭，香艸也，其莖葉似藥艸澤蘭。《范子計然》云：大蘭，出漢中三輔；蘭，出河東弘農，白者善。元楊齊賢注李白詩引《本艸》云：蘭艸、澤蘭，二物同名。蘭艸，一名水香，云都梁是也。《水經》：零陵郡都梁縣西小山上，有渟水，其中悉生蘭艸，綠葉紫莖；澤蘭，如薄荷，微香，荊湘嶺南人家多種之，與蘭大抵相類。顔師古以蘭屮爲澤蘭，非也。

蛇牀子

味苦，平。主婦人陰中腫痛，男子陰痿、溼痒，除痹氣，利關節，癲癇惡創。久服輕身。一名蛇米。生川谷及田野。

《吳普》曰：蛇牀，一名蛇珠（《御覽》）。

《名醫》曰：一名蛇粟，一名虺牀，一名思鹽，一名繩毒，一名棗棘，一名牆蘼。生臨淄，五月采實，陰乾。

案《廣雅》云：虵粟，馬牀，虵牀也。《爾雅》云：盱虺牀。《淮南子·氾論訓》云：亂人者，若蛇牀之與蘼蕪。

地膚子

味苦，寒。主旁光熱，利小便，補中，益精氣。久服耳目聰明，輕身，耐老。一名地葵（《御覽》引云：一名地華，一名地脈。《大觀本》無一名地華四字；脈，作麥，皆黑字）。生平澤及田野。

《名醫》曰：一名地麥，生荊州，八月、十月采實，陰乾。

案《廣雅》云：地葵，地膚也。《列僊傳》云：文賓服地膚。鄭樵云：地膚，曰落帚，亦曰地掃。《爾雅》云：芹，馬帚，卽此也；今人亦用爲箒。

景天

味苦，平。主大熱，火創，身熱，煩邪惡氣。華主女人漏下赤白，輕身明目。一名戒火，一名愼火（《御覽》引云：一名水母。《大觀本》作黑字，水作火）。生川谷。

《名醫》曰：一名火母，一名救火，一名據火。生太山，四月四日、七月七日采，陰乾。

案　陶弘景云：今人皆盆養之於屋上，云以辟火。

因陳（《御覽》作茵蒿）

味苦，平。主風溼寒熱邪氣，熱結，黃疸。久服輕身，益氣，耐老（《御覽》作能老）。生邱陵阪岸上。

《吳普》曰：因塵，神農、岐伯、雷公苦，無毒；黃帝辛，無毒。生田中，葉如藍，十一月采（《御覽》）。

《名醫》曰：白兔食之僊。生太山。五月及立秋采，陰乾。

案　《廣雅》云：因塵，馬先也。陶弘景云，《僊經》云：白蒿，白兔食之僊，而今因陳乃云此，恐非耳。陳藏器云：茵蔯，經冬不死，因舊苗而生，故名茵蔯，後加蒿字也。据此，知舊作茵蔯蒿，非。又按《廣雅》云：馬先，疑卽馬新蒿，亦白蒿之類。

杜若

味辛，微溫。主胸脇下逆氣，溫中，風入腦戶，頭腫痛，多涕淚出。久服益精（《蓺文類聚》引作益氣）明目、輕身。一名杜衡（《蓺文類聚》引作蘅，非）。生川澤。

《名醫》曰：一名杜連，一名白連，一名白芩，一名若芝。生武陵及宛朐，二月、八月采根，暴乾。

案《說文》云：若，杜若，香艸。《廣雅》云：楚蘅，杜蘅也。《西山經》云：天帝之上有艸焉，其狀如葵，其臭如蘼蕪，名曰杜蘅。《爾雅》云：杜，土鹵。郭璞云：杜蘅也，似葵而香。《楚辭》云：采芳州兮杜若。《范子計然》云：杜若，生南郡、漢中。又云：秦蘅，出於隴西天水。沈括《補筆談》云：杜若，即今之高良薑。後人不識，又別出高良薑條。按《經》云：一名杜衡，是《名醫》別出杜蘅條，非也。蘅，正字，俗加艸。

沙參

味苦，微寒。主血積驚氣，除寒熱，補中，益肺氣。久服利人。一名知母。生川谷。

《吳普》曰：白沙參，一名苦心，一名識美，一名虎須，一名白參，一名志取，一名文虎。神農、黃帝、扁鵲無毒，岐伯鹹，李氏大寒。生河內川谷，或般陽瀆山，三月生，如葵，葉青，實白如芥，根大白如蕪菁，三月采（《御覽》）。

《名醫》曰：一名苦心，一名志取，一名虎鬚，一名白參，一名識美，一名文希。生河內及宛朐、般陽續山，二月、八月采根，暴乾。

案《廣雅》云：苦心，沙參也，其蒿，靑蓑也。《范子計然》云：白沙參，出洛陽，白者善。

白兔藿

味苦，平。主蛇虺，蜂蠆，猘狗，菜肉蠱毒注。一名白葛。生山谷。

《吳普》曰：白菟藿，一名白葛穀（《御覽》）。

《名醫》曰：生交州。

案陶弘景云：都不聞有識之者，想當似葛耳。《唐本》注云：此艸荊襄山谷大有，俗謂之白葛。

徐長卿

味辛，溫。主鬼物、百精蠱毒，疫疾，邪惡氣，溫瘧。久服强悍，輕身。一名鬼督郵。生山谷。

《吳普》曰：徐長卿，一名石下長卿。神農、雷公辛。或生隴西，三月采（《御覽》。）

《名醫》曰：生太山及隴西，三月采。

案《廣雅》云：徐長卿，鬼督郵也。陶弘景云：鬼督郵之名甚多，今俗用徐長卿者，其根正如細辛，小短扁扁爾，氣亦相似。

石龍芻

味苦，微寒。主心腹邪氣，小便不利，淋閉，風溼，鬼注，惡毒。久服補虛羸，輕身，耳目聰明，延年。

一名龍鬚，一名艸續斷，一名龍珠。生山谷。

《吳普》曰：龍蒭，一名龍多，一名龍鬚，一名續斷，一名龍本，一名艸毒，一名龍華，一名懸莞。神農、李氏小寒；雷公、黃帝苦，無毒；扁鵲辛，無毒。生梁州，七月七日采（《御覽》此條，誤附續斷）。

《名醫》曰：一名龍華，一名懸莞，一名艸毒，生梁州溼地，五月、七月采莖，暴乾。

案《廣雅》云：龍木，龍須也。《中山經》云：賈超之山，其中多龍修。郭璞云：龍須也，似莞而細。生山石穴中，莖列垂，可以爲席。《別錄》云：一名方賓。鄭樵云：《爾雅》所謂蔖鼠莞也。舊作蒭，非。

薇銜

味苦，平。主風溼痹，歷節痛，驚癇，吐舌，悸氣，賊風，鼠瘻，癰腫。一名麋銜。生川澤。

《吳普》曰：薇蓹，一名麋蓹，一名無顛，一名承膏，一名醜，一名無心（《御覽》）。

《名醫》曰：一名承膏，一名承肌，一名無心，一名無顛。生漢中及宛朐、邯鄲。七月采莖葉，陰乾。

雲實

味辛，溫。主洩利（舊作痢，《御覽》作泄利），腸澼，殺蟲蠱毒，去邪惡結氣，止痛除熱。華主見鬼精物。多食令人狂走，久服輕身、通神明。生川谷。

《吳普》曰：雲實，一名員實，一名天豆。神農辛，小溫；黃帝鹹；雷公苦。葉如麻，兩兩相值，高四五尺，大莖空中，六月華，八月、九月實，十月采（《御覽》）。

《名醫》曰：一名員實，一名雲英，一名天豆。生河閒，十月采，暴乾。

案 《廣雅》云：天豆，雲實也。

王不留行

味苦，平。主金創，止血逐痛，出刺，除風痹內寒。久服輕身，耐老（《御覽》作能老），增壽。生山谷。

《吳普》曰：王不留行，一名王不流行。神農苦，平；岐伯、雷公甘。三月、八月采（《御覽》）。

案 鄭樵云：王不留行，曰禁宮華，曰剪金華，葉似華，實作房。

升麻

味甘，辛（《大觀本》作甘，平）。主解百毒，殺百老物殃鬼，辟溫疾、障邪、毒蠱。久服不夭（《大觀本》作主解百毒，殺百精老物殃鬼，辟瘟疫瘴氣、邪氣蠱毒。此用《御覽》文）。一名周升麻（《大觀本》作周麻）。生山谷（舊作黑字。据《吳普》有云：神農甘。則《本經》當有此，今增入）。

《吳普》曰：升麻，神農甘（《御覽》）。

《名醫》曰：生益州，二月、八月采根，日乾。

案《廣雅》云：周麻，升麻也（此据《御覽》）。

青蘘

味甘，寒。主五藏邪氣，風寒溼痹，益氣，補匘髓，堅筋骨。久服耳目聰明，不飢，不老，增壽。巨勝苗也。生川谷（舊在米穀部，非）。

《吳普》曰：青襄，一名夢神。神農苦，雷公甘（《御覽》）。

《名醫》曰：生中原。

案《抱朴子・僊藥篇》云：《孝經・援神契》曰，巨勝延年，又云巨勝，一名胡麻，餌服之，不老、耐風溼、補衰老也。

姑活

味甘，溫。主大風邪氣，溼痹寒痛。久服輕身，益壽，耐老。一名冬葵子（舊在《唐本》退中，無毒，今增）。

《名醫》曰：生河東。

案 《水經注》解縣引《神農本艸》云：地有固活、女疏、銅芸、紫苑之族也。陶弘景云：方藥亦無用此者，乃有固活丸，卽是野葛一名。此又名冬葵子，非葵菜之冬葵子，療體乖異。

別羈

味苦，微溫。主風寒溼痹，身重，四肢疼酸，寒邪歷節痛。生川谷（舊在《唐本》退中，無毒，今增）。

《名醫》曰：一名別枝，一名別騎，一名鼈羈。生藍田，二月、八月采。

案 陶弘景云：方家時有用處，今俗亦絶耳。

屈艸

味苦。主胸脇下痛，邪氣，腹閒寒熱陰痹。久服輕身，益氣，耐老（《御覽》作補益、能老）。生川澤（舊在《唐本》

遝中，無毒，今增）。

《名醫》曰：生漢中，五月采。

案　陶弘景云：方藥不復用，俗無識者。

淮木

味苦，平。主久欬上氣，腸中虛羸，女子陰蝕，漏下，赤白沃。一名百歲城中木。生山谷（舊在《唐本》遝中，無毒，今增）。

《吳普》曰：淮木，神農、雷公無毒。生晉平陽河東平澤。治久欬上氣，傷中羸虛，補中益氣（《御覽》）。

《名醫》曰：一名炭木，生太山，采無時。

案　李當之云：是樟樹上寄生，樹大銜枝在肌肉，今人皆以胡桃皮當之，非也。桐君云：生上洛，是木皮，狀如厚朴，色似桂白，其理一縱一橫，今市人皆削乃以厚朴，而無正縱横理，不知此復是何物，莫測眞假，何者爲是也。

右，艸上品，七十三種，舊七十二種，攷六芝當爲一，升麻當白字；米穀部誤入青蘘；《唐本》遝六種，姑活、屈艸、淮木，皆當入此。

牡桂

味辛，溫，主上氣欬逆，結氣，喉痹吐吸。利關節，補中益氣。久服通神，輕身，不老。生山谷。

《名醫》曰：生南海。

案《說文》云：桂，江南木，百藥之長，梫桂也。《南山經》云：招搖之山多桂。郭璞云：桂，葉似枇杷，長二尺餘，廣數寸，味辛，白華，叢生山峯，冬夏常青，閒無雜木。《爾雅》云：梫，木桂。郭璞云：今人呼桂皮厚者爲木桂，及單名桂者，是也。一名肉桂，一名桂枝，一名桂心。

箘桂

味辛，溫。主百病，養精神，和顏色，爲諸藥先聘通使。久服輕身，不老，面生光華，媚好常如童子。生山谷。

《名醫》曰：生交阯桂林巖崖閒，無骨，正圓如竹，立秋采。

案《楚辭》云：雜申椒與菌桂兮。王逸云：菌、桂，皆香木。《列僊傳》云：范蠡好服桂。

松脂

味苦，溫。主疽，惡創，頭瘍，白禿，疥搔風氣。安五藏，除熱。久服輕身，不老，延年。一名松膏，一名松肪。生山谷。

《名醫》曰：生太山，六月采。

案《說文》云：松木也，或作㮤。《范子計然》云：松脂，出隴西，松膠者善。

槐實

味苦，寒。主五內邪氣熱，止涎唾，補絶傷，五痔，火創，婦人乳瘕，子藏急痛。生平澤。

《名醫》曰：生河南。

案《說文》云：槐，木也。《爾雅》云：櫰，槐，大葉而黑。郭璞云：槐樹葉大色黑者名爲櫰。又守宮槐葉，晝聶宵炕。郭璞云：槐葉，晝日聶合，而夜炕布者，名爲守宮槐。

枸杞

味苦，寒。主五內邪氣，熱中消渴，周痹。久服堅筋骨，輕身，不老（《御覽》作耐老）。一名杞根，一名地骨，一名枸忌，一名地輔。生平澤。

《吳普》曰：枸杞，一名枸己，一名羊乳（《御覽》）。

《名醫》曰：一名羊乳，一名卻暑，一名僊人杖，一名西王母杖。生常山及諸邱陵阪岸。冬采根，春、夏采葉，秋采莖、實，陰乾。

案《說文》云：檵，枸杞也。杞，枸杞也。《廣雅》云：地筋，枸杞也。《爾雅》云：杞，枸檵。郭璞云：今枸杞也。《毛詩》云：集于苞杞。《傳》云：杞，枸檵也。陸璣云：苦杞秋熟，正赤，服之輕身益氣。《列僊傳》云：陸通食槖盧木實。《抱朴子・僊藥篇》云：象柴，一名托盧是也，或名僊人杖，或云西王母杖，或名天門精，或名卻老，或名地骨，或名枸杞也。

柏實

味甘，平。主驚悸，安五藏，益氣，除溼痹。久服令人悅澤美色，耳目聰明，不飢不老，輕身延年。生山谷。

《名醫》曰：生太山，柏葉尤良，田四時各依方面采，陰乾。

案《說文》云：柏，鞠也。《廣雅》云：栝，柏也。《爾雅》云：柏，椈。郭璞云：《禮記》曰：鬯，臼以椈。《范子計然》云：柏脂，出三輔。上，升價七千；中，三千一斗。

伏苓

味甘，平。主胸脅，逆氣（《御覽》作疝氣），憂恚，驚邪，恐悸，心下結痛，寒熱煩滿，欬逆，口焦舌乾，利小便。

久服安魂養神，不飢延年。一名茯菟（《御覽》作茯神。案元本云：其有抱根者，名茯神。作黑字）。生山谷。

《吳普》曰：茯苓通神，桐君甘，雷公、扁鵲甘，無毒。或生茂州大松根下，入地三丈一尺。二月七日采（《御覽》）。

《名醫》曰：其有抱根者，名茯神，生太山大松下，二月、八月采，陰乾。

案《廣雅》云：茯神，茯苓也。《范子計然》云：茯苓，出嵩高三輔。《列僊傳》云：昌容采茯苓，餌而食之。《史記》褚先生云：《傳》曰：下有伏靈，上有兔絲，所謂伏靈者，在兔絲之下，狀似飛鳥之形，伏靈者，千歲松根也，食之不死。《淮南子·說林訓》云：伏苓掘，兔絲死。舊作茯，非。

榆皮

味甘，平。主大小便不通，利水道，除邪氣。久服輕身，不飢。其實尤良。一名零榆。生山谷。

《名醫》曰：生潁川，三月采皮，取白，暴乾；八月采實。

案《說文》云：榆，白枌。枌，榆也。《廣雅》云：柘榆，梗榆也。《爾雅》云：榆，白枌。郭璞云：榆，先生葉，卻著莢，皮色白。又藲荎，郭璞云：今云刺榆。《毛詩》云：東門之枌。《傳》云：枌，白榆也。又山有藲，《傳》云：樞，荎也。陸璣云：其鍼刺如柘，其葉如榆，瀹爲茹，美滑如白榆之類，有十種，葉皆相似，皮及木理異矣。

酸棗

味酸，平。主心腹寒熱，邪結氣聚，四肢酸疼，溼痹。久服安五藏，輕身，延年。生川澤。

《名醫》曰：生河東，八月采實，陰乾，四十日成。

案《說文》云：樲，酸棗也。《爾雅》云：樲，酸棗。郭璞云：味小實酢。孟子云：養其樲棘。趙岐云：樲棘，小棘，所謂酸棗是也。

檗木

味苦，寒。主五藏、腸胃中結熱，黃疸，腸痔，止洩利，女子漏下赤白，陰陽蝕創，一名檀桓。生山谷。

《名醫》曰：生漢中及永昌。

案《說文》云：檗，黃木也，蘗木也。司馬相如賦有檗。張揖云：檗木，可染者。顏師古云：檗，黃薜也。

乾漆

味辛，溫，無毒。主絶傷，補中，續筋骨，填髓匘，安五藏，五緩六急，風寒溼痹。生漆，去長蟲。久服輕身，耐老。生川谷。

《名醫》曰生漢中，夏至後采，乾之。

案《說文》云：桼，木汁，可以髼物。象形。桼如水滴而下，以漆爲漆水字。《周禮·載師》云：漆林之征。鄭玄云：故書漆林爲桼林。杜子春云：當爲漆林。

五加皮

味辛，溫。主心腹疝氣，腹痛，益氣療躄，小兒不能行，疽創陰蝕。一名豺漆。

《名醫》曰：一名犲節，生漢中及宛朐。五月、十月采莖，十月采根，陰乾。

案《大觀本艸》引東華眞人《煮石經》云：舜常登蒼梧山曰，厥金玉之香艸，朕用偃息正道，此乃五加也。魯定公母單服五加酒，以致不死。

蔓荊實

味苦，微寒。主筋骨閒寒熱痹，拘攣，明目堅齒，利九竅，去白蟲。久服輕身，耐老。小荊實亦等。生山谷。

《名醫》曰：生河閒、南陽、宛朐，或平壽都鄉高岸上及田野中。八月、九月采實，陰乾。

案《廣雅》云：牡荊，蔓荊也。《廣志》云：楚荊也。牡荊，蔓荊也。据牡、曼聲相近，故《本經》于蔓荊，不載所出州土，以其見牡荊也。今或別爲二條，非。

辛夷

味辛，溫。主五藏身體寒風，頭腦痛，面皯。久服下氣，輕身，明目，增年，耐老。一名辛矧（《御覽》作引），一名矦桃，一名房木。生川谷。

《名醫》曰：九月采實，暴乾。

案《漢書》揚雄賦云：列新雉於林薄。師古云：新雉，即辛夷耳，爲樹甚大，其木枝葉皆芳，一名新矧。《史記·司馬相如傳》：雜以流夷。注《漢書音義》曰：流夷，新夷也。陶弘景云：小時氣辛香，即《離騷》所呼辛夷者。陳藏器云：初發如筆，北人呼爲木筆，其華最早，南人呼爲迎春。按唐人名爲玉蕊，又名玉蘭。

桑上寄生

味苦，平。主腰痛，小兒背强，癰腫，安胎，充肌膚，堅髮齒，長鬚眉。其實明目，輕身，通神。一名寄屑，一名寓木，一名宛童。生川谷。

《名醫》曰：一名蔦。生弘農桑樹上。三月三日，采莖，陰乾。

案《說文》云：蔦，寄生也。《詩》曰：蔦與女蘿，或作樢。《廣雅》云：宛童，寄生樢也。又寄屏，寄生也。《中山經》云：龍山上多寓木。郭璞云：寄生也。《爾雅》云：寓木，宛童。郭璞云：寄生樹，一名蔦。《毛詩》云：蔦與女蘿。《傳》云：蔦，寄生也。陸璣云：蔦，一名寄生，葉似當盧，子如覆盆子，赤黑甜美。

杜仲

味辛，平。主腰脊痛，補中，益精氣，堅筋骨，强志，除陰下痒溼，小便餘瀝。久服輕身，耐老。一名思僊。生山谷。

《吳普》曰：杜仲，一名木緜，一名思仲（《御覽》）。

《名醫》曰：一名思仲，一名木緜。生上虞及上黨、漢中，二月、五月、六月、九月采皮。

案《廣雅》云：杜仲，曼榆也。《博物志》云：杜仲，皮中有緜，折之則見。

女貞實

味苦，平。主補中，安五藏，養精神，除百疾。久服肥健，輕身，不老。生山谷。

《名醫》曰：生武陵，立冬采。

案《說文》云：楨，剛木也。《東山經》云：太山上多楨木。郭璞云：女楨也，葉冬不凋。《毛詩》云：南山有杞。陸璣云：木杞，其樹如樗（陳藏器作栗），一名狗骨，理白滑，其子爲木虻子，可合藥。司馬相如賦有女貞。

師古曰：女貞樹，冬夏常青，未嘗凋落，若有節操，故以名焉。陳藏器云：冬青也。

木蘭

味苦，寒。主身大熱在皮膚中，去面熱、赤皰、酒皶，惡風瘨疾，陰下痒溼。明耳目。一名林蘭。生川谷。

《名醫》曰：一名杜蘭，皮似桂而香。生零陵及太山。十二月采皮，陰乾。

案《廣雅》云：木欄，桂欄也。劉逵注《蜀都賦》云：木蘭，大樹也，葉似長生，冬夏榮，常以冬華。其實如小柹，甘美。南人以爲梅，其皮可食。顔師古注《漢書》云：皮似椒而香，可作面膏藥。

蕤核

味甘，溫，主心腹邪氣，明目，目赤痛傷淚出。久服輕身，益氣，不飢。生川谷。

《吴普》曰：蕤核，一名䒚。神農、雷公甘，平，無毒。生池澤。八月采。補中，强志，明目。久服不飢（《御覽》）。

《名醫》曰：生凾谷及巴西。

案《說文》云：桵，白桵，棫。《爾雅》云：棫，白桵。郭璞云：桵，小木，叢生有刺，實如耳璫，紫赤可啖。《一切經音義》云：本艸作蕤，今桵核是也。

橘柚

味辛，溫。主胸中瘕熱逆氣，利水穀。久服去臭，下氣，通神。一名橘皮。生川谷（舊在果部，非）。

《名醫》曰：生南山、江南，十月采。

案《說文》云：橘果，出江南，柚條也，似橙而酢。《爾雅》云：柚條。郭璞云：似橙實酢，生江南。《禹貢》云：厥包橘柚。僞孔云：大曰橘，小曰柚。《列子·湯問篇》云：吳楚之國有木焉，其名爲櫾，碧樹而冬生，實丹而味酸，食其皮汁，已憒厥之疾。司馬相如賦有橘柚。張揖曰：柚，卽橙也，似橘而大，味酢皮厚。

右，木上品，二十種，舊一十九種。攷果部橘柚當入此。

髮髲

味苦，溫。主五癃，關格不通，利小便水道，療小兒癇、大人痓，仍自還神化。

案《說文》云：髮根也，髲鬄也，鬄髲也，或作髢。《毛詩》云：不屑髢也。《箋》云：髢，髲也。《儀禮》云：主婦被鍚。注云：被鍚，讀爲髲鬄，古者或剃賤者、刑者之髮，以被婦人之紒爲飾，因名髲鬄焉。李當之云：是童男髮。据漢人說：髮髲，當是剃刑人髮，或童男髮。《本經》不忍取人髮用之，故用剃餘也。方家至用天靈蓋害及枯骨，卒不能治病。古人所無矣。

右，人，一種，舊同。

龍骨

味甘，平。主心腹鬼注，精物老魅，欬逆，洩利膿血，女子漏下，癥瘕堅結，小兒熱氣驚癇。齒，主小兒、大人驚癇瘨疾狂走，心下結氣，不能喘息，諸痓，殺精物。久服輕身，通神明，延年。生山谷。

《吳普》曰：龍骨，生晉地山谷陰大水所過處，是龍死骨也。青白者善。十二月采，或無時。龍骨，畏乾漆、蜀椒、理石。龍齒，神農、李氏大寒，治驚癇，久服輕身（《御覽》《大觀本》節文）。

《名醫》曰：生晉地及太山巖水岸上穴中死龍處，采無時。

案《范子計然》云：龍骨，生河東。

麝香

味辛，溫。主辟惡氣，殺鬼精物，溫瘧，蠱毒，癇痓，去三蟲。久服除邪，不夢寤厭寐。生川谷。

《名醫》曰：生中臺及益州、雍州山中，春風取之，生者益良。

案《說文》云：麝，如小麋，臍有香，黑色麞也（《御覽》引多三字）。《爾雅》云：麝父，麕足。郭璞云：腳似麕，有香。

牛黄

味苦，平。主驚癇，寒熱，熱盛狂痓，除邪逐鬼。生平澤。

《吴普》曰：牛黄，味苦，無毒。牛出入呻（《御覽》作鳴吼）者有之。夜有光（《御覽》作夜視有光），走（《御覽》有牛字）角中；牛死，入膽中，如雞子黄（《後漢書》延篤傳注）。

《名醫》曰：生晉地。於牛得之，卽陰乾百日，使時躁，無令見日月光。

熊脂

味甘，微寒。主風痹不仁，筋急，五藏腹中積聚，寒熱羸瘦，頭瘍白禿，面皯皰。久服强志，不飢，輕身。生山谷。

《名醫》曰：生雍州，十一月取。

案 《説文》云：熊獸似豕，山居，冬蟄。

白膠

味甘，平。主傷中勞絶，腰痛，羸瘦，補中益氣，婦人血閉無子，止痛、安胎。久服輕身，延年。一名鹿角膠。

《名醫》曰：生雲中，煮鹿角作之。

案　《説文》云：膠昵也，作之以皮。《攷工記》云：鹿膠青白，牛膠火赤。鄭云：皆謂煮，用其皮，或用角。

阿膠

味甘，平。主心腹内崩，勞極灑灑如瘧狀，腰腹痛，四肢酸疼，女子下血，安胎。久服輕身，益氣，一名傅致膠。

《名醫》曰：生東平郡，煮牛皮作之。出東阿。

案　二膠，《本經》不著所出，疑《本經》但作膠。《名醫》增白字、阿字，分爲二條。

右，獸上品，六種。舊同。

丹雄雞

味甘，微温。主女人崩中漏下，赤白沃，補虚温中，止血，通神，殺毒，辟不祥。頭，主殺鬼，東門上者尤良。

肪，主耳聾。腸，主遺溺。肶胵裹黄皮，主洩利。屎白，主消渴，傷寒寒熱。黑雌雞，主風寒溼痹，五緩六急，安胎。翮羽，主下血閉。雞子，主除熱，火瘡，癇痓，可作虎魄神物。雞白蠹肥脂。生平澤。

《吴普》曰：丹雞卵，可作琥珀（《御覽》）。

《名醫》曰：生朝鮮。

案《説文》云：雞，知時畜也。籀文作雞。肪，肥也。腸，大小腸也。膍，鳥胵。胵，鳥胃也。菌，糞也。翮羽，莖也。羽，鳥長毛也。此作肶，省文。屎，卽屎字，古文，從，亦菌假音字也。

雁肪

味甘，平。主風攣拘急，偏枯，氣不通利。久服益氣，不飢，輕身，耐老。一名鶩肪。生池澤。

《吴普》曰：鴈肪，神農、岐伯、雷公甘，無毒（《御覽》有鶩肪二字，當作一名鶩肪）。殺諸石藥毒（《御覽》引云：采無時）。

《名醫》曰：生江南，取無時。

案《説文》云：鴈，鵝也。鶩，舒鳧也。《廣雅》云：鳴，鵝，倉鳴，鴈也。鳧，鶩，鴨也。《爾雅》云：舒鴈，鵝。郭璞云：《禮記》曰：出如舒鴈，今江東呼。鳴又舒鳧。鶩，郭璞云：鴨也。《方言》云：鴈自關而東，謂之鳴；南楚之外，謂之鵝，或謂之倉鴚。据《説文》云：别有雁，以爲鴻雁字，無鴨字，鴨，卽雁之急音，此雁肪，卽鵝、鴨脂也。當作鴈字。《名醫》不曉，别出鶩肪條，又出白鴨、鵝條，反疑此爲鴻雁，何其謬也。

陶、蘇皆亂說之。

右，禽上品，二種，舊同。

石蜜

味甘，平。主心腹邪氣，諸驚癇痓，安五藏，諸不足，益氣補中，止痛解毒，除眾病，和百藥。久服强志，輕身，不飢，不老。一名石飴。生山谷。

《吳普》曰：石蜜，神農、雷公甘，氣平。生河源或河梁（《御覽》又一引云：生武都山谷）。

《名醫》曰：生武都、河源及諸山石中。色白如膏者良。

案《說文》云：𧖀，蠭甘飴也。一曰螟子。或作蜜。《中山經》云：平逢之山多沙石，實惟蜂蜜之廬。郭璞云：蜜，赤蜂名。《西京雜記》云：南越王獻高帝石蜜五斛。《玉篇》云：𧖀蠭，甘飴也。蘇恭云：當去石字。

蜂子

味甘，平。主風頭，除蠱毒，補虛羸傷中。久服令人光澤，好顏色，不老。大黃蜂子：主心腹復滿痛，輕身益氣。土蜂子，主癰腫。一名蜚零。生山谷。

《名醫》曰：生武都。

案《說文》云：蠭，飛蟲螫人者。古文省作螽。《廣雅》云：蠓，螉蜂也。又上蜂，蠮螉也。《爾雅》云：土蠭。郭璞云：今江南大蠭。在地中作房者爲土蠭；啖其子卽馬蠭，今荆巴閒呼爲蟺。又木蠭。郭璞云：似土蠭而小，在樹上作房，江東亦呼爲木蠭，又食其子。《禮記·檀弓》云：范則冠。鄭云：范，蠭也。《方言》云：蠭，燕趙之閒謂之蠓螉，其小者謂之蠮螉或謂之蚴蛻，其大而蜜謂之壺蠭。郭璞云：今黑蠭，穿竹木作孔，亦有蜜者，或呼笛師。按蠭名爲范者，聲相近，若司馬相如賦以氾爲楓。《左傳》渢渢卽汎汎也。

蜜蠟

味甘，微溫。主下利膿血，補中，續絶傷金創。益氣，不飢，耐老。生山谷。

《名醫》曰：生武都蜜房木石閒。

案《西京雜記》云：南越王獻高帝蜜燭二百枚。《玉篇》云：蠟，蜜滓。陶弘景云：白蠟生於蜜中，故謂蜜蠟。《說文》無蠟字。張有云：臘，別蠟，非。舊作蠟，今据改。

牡蠣

味鹹，平。主傷寒寒熱，溫瘧灑灑，驚恚怒氣，除拘緩鼠瘻，女子帶下赤白。久服强骨節，殺邪氣，延年。

一名蠣蛤。生池澤。

《名醫》曰：一名牡蛤。生東海，采無時。

案《說文》云：蠇，蚌屬，似螊，微大，出海中，今民食之。讀若賴。又云：蜃屬，有三，皆生於海。蛤厲，千歲雀所化，秦謂之牡厲。

龜甲

味鹹，平。主漏下赤白，破癥瘕、痎瘧，五痔、陰蝕，溼痹，四肢重弱，小兒顖不合。久服輕身，不飢。一名神屋。生池澤。

《名醫》曰：生南海及湖水中，采無時。

案《廣雅》云：介，龜也。高誘注《淮南》云：龜殼，龜甲也。

桑螵蛸

味鹹，平。主傷中，疝瘕，陰痿，益精生子，女子血閉，腰痛，通五淋，利小便水道。一名蝕肬。生桑枝上。采，蒸之。

《吳普》曰：桑蛸條，一名（今本脫此二字）蝕肬，一名害焦，一名致。神農鹹，無毒（《御覽》）。

《名醫》曰：蟷蜋子也。二月、三月采，火炙。

案《說文》云：蜱，蜱蛸也。或作蜱蛸。蜱蛸，蟷蜋子。《廣雅》云：𧐍蟭，烏洟，冒焦，螵蛸也。《爾雅》云：不過蟷蠰，其子蜱蛸。郭璞云：一名𧐍蟭，蟷蠰卵也。《范子計然》云：螵蛸，出三輔，上價三百。舊作蜱，聲相近，字之誤也。《玉篇》云：蜱，同螵。

海蛤

味苦，平。主欬逆上氣，喘息煩滿，胸痛寒熱。一名魁蛤。

《吳普》曰：海蛤，神農苦，岐伯甘，扁鵲鹹。大節頭有文，文如磨齒，采無時。

《名醫》曰：生南海。

案《說文》云：盒，蜃屬。海盒者，百歲燕所化；魁盒，一名復累，老服翼所化。《爾雅》云：魁陸。郭璞云：《本艸》云魁，狀如海蛤，圓而厚朴，有理縱橫，即今之蚶也。《周禮鼈人》供蠯。鄭司農云：蠯，蛤也。杜子春云：蠯，蜯也。《周書》王會云：東越海蛤。孔鼂云：蛤，文蛤。按《名醫》別出海蛤條，云：一名魁陸，一名活東，非。

文蛤

主惡瘡，蝕（《御覽》作除陰蝕），五痔（《御覽》下有大孔出血。《大觀本》作黑字）。

《名醫》曰：生東海，表有文，采無時。

蠡魚（《初學記》引作鱧魚）

味甘，寒。主溼痹，面目浮腫，下大水。一名鮦魚。生池澤。

《名醫》曰：生九江，采無時。

案《說文》云：鱶，鮦也。鮦，鱶也。讀若絝櫳。《廣雅》云：鱺，鰑，鮦也。《爾雅》云：鱧。郭璞云：鮦也。《毛詩》云：魴鱧。《傳》云：鱧，鮦也。据《說文》云：鱧，鱯也，與叜不同。而毛萇、郭璞以鮦釋鱧，與許不合。然《初學記》引此亦作鱧，蓋二字音同，以致譌舛，不可得詳。《廣雅》又作鱺，亦音之譌。又《廣志》云：豚魚，一名鮦（《御覽》），叜異解也。又陸璣云：鱧即鮑魚也，似鱧，狹厚。今京東人猶呼醴魚。又《本艸衍義》曰：鱶魚，今人謂之黑鯉魚，道家以爲頭有星爲厭。据此諸說，若作鱶字，《說文》所云鮦，《廣志》以爲江豚，《本艸衍義》以爲黑鯉魚；若作鯉字，《說文》以爲鱯，《廣雅》以爲鰻鱺，陸璣以爲鮑魚，說各不同，難以詳究。

鯉魚膽

味苦，寒。主目熱赤痛青盲，明目。久服强悍，益志氣。生池澤。

《名醫》曰：生九江，采無時。

案《說文》云：鯉，鱣也；鱣，鯉也。《爾雅》云：鯉，鱣。舍人云：鯉，一名鱣。郭璞注鯉云：今赤鯉魚；注鱣云：大魚似鱏。《毛詩》云：鱣鮪發發。《傳》云：鱣，鯉也。据此，知郭璞別爲二，非矣。《古今注》云：兗州人呼赤鯉爲赤驥，謂青鯉爲青馬，黑鯉爲元駒，白鯉爲白騏，黃鯉爲黃雉。

右，蟲、魚上品，一十種，舊同。

蕅實莖

味甘，平。主補中養神，益氣力，除百疾。久服輕身，耐老，不飢，延年。一名水芝丹。生池澤。

《名醫》曰：一名蓮，生汝南，八月采。

案《說文》云：蕅，芙蕖根；蓮，芙蕖之實也；茄，芙蕖莖。《爾雅》云：荷，芙蕖。郭璞云：別名芙蓉，江東呼荷；又其莖茄；其實蓮。郭璞云：蓮，謂房也，又其根，藕。

大棗

味甘，平。主心腹邪氣，安中養脾，助十二經，平胃氣，通九竅，補少氣，少津液，身中不足，大驚，四肢重，和百藥。久服輕身，長年。葉覆麻黃，能令出汗。生平澤。

《吳普》曰：棗主調中，益脾氣，令人好顏色，美志氣（《大觀本艸》引《吳氏本艸》）。

《名醫》曰：一名乾棗，一名美棗，一名良棗。八月采，暴乾。生河東。

案《說文》云：棗，羊棗也。《爾雅》云：遵，羊棗。郭璞云：實小而圓，紫黑色，今俗呼之爲羊矢棗。又洗大棗。郭璞云：今河東猗氏縣出大棗子，如雞卵。

蒲萄

味甘，平。主筋骨溼痹，益氣，倍力，强志，令人肥健，耐飢，忍風寒。久食輕身，不老，延年。可作酒。生山谷。

《名醫》曰：生隴西五原敦煌。

案《史記·大宛列傳》云：大宛左右，以蒲萄爲酒，漢使取其實來，於是天子始種苜蓿、蒲萄肥饒地。或疑此《本經》不合有蒲萄，《名醫》所增，當爲黑字。然《周禮·場人》云：樹之果蓏，珍異之物。鄭玄云：珍異，葡萄、枇杷之屬，則古中國本有此，大宛種類殊常，故漢特取來植之。舊作葡，据《史記》作蒲。

蓬蘽

味酸，平。主安五藏，益精氣，長陰令堅，强志倍力，有子。久服輕身，不老。一名覆盆。生平澤。

《吳普》曰：缺盆，一名決盆（《御覽》）。《甄氏本艸》曰：覆葐子，一名馬瘻，一名陸荆（同上）。

《名醫》曰：一名陵蘽，一名陰藥。生荆山及宛朐。

案《說文》云：蘽，木也；堇，缺盆也。《廣雅》云：蒛盆，陸英，苺也。《爾雅》云：堇，蒛盆。郭璞云：覆盆也，實似莓而小，亦可食。《毛詩》云：葛藟藟之。陸璣云：一名巨瓜，似燕薁，亦連蔓，葉似艾，白色，其子赤，可食。《列僊傳》云：昌容食蓬蘽根。李當之云：即是人所食莓。陶弘景云：蓬蘽，是根名；覆盆，是實名。

雞頭實

味甘，平。主溼痹，腰脊膝痛，補中，除暴疾，益精氣，强志，令耳目聰明。久服輕身，不飢，耐老，神僊。一名鴈啄實。生池澤。

《名醫》曰：一名芡。生雷澤，八月采。

案《說文》云：芡，雞頭也。《廣雅》云：葰芡，雞頭也。《周禮·籩人》加籩之實，芡。鄭玄云：芡，雞頭也。《方言》云：葰芡，雞頭也，北燕謂之葰，青徐淮泗之閒謂之芡，南楚江湘之閒謂之雞頭，或謂之鴈頭，或謂之烏頭。《淮南子·說山川》云：雞頭，已瘻。高誘云：水中芡，幽州謂之雁頭。《古今注》云：葉似荷而大，葉上蹙縐如沸，實有芒刺，其中有米，可以度飢，即今蔿子也。

右，果上品，五種，舊六種，今以橘、柚入木。

胡麻

味甘，平。主傷中虛羸，補五內（《御覽》作藏），益氣力，長肌肉，填髓惱。久服輕身，不老。一名巨勝，葉名青蘘。生川澤。

《吳普》曰：胡麻，一名方金。神農、雷公甘，無毒。一名狗蝨。立秋采。

《名醫》曰：一名狗蝨，一名方莖，一名鴻藏。生上黨。

案《廣雅》云：狗蝨，巨勝，藤弦，胡麻也。《孝經・援神契》云：鉅勝延年。宋均云：世以鉅勝爲苟杞子。陶弘景云：本生大宛，故曰胡麻。按《本經》已有此，陶說非也，且與麻蕡竝列，胡之言大，或以葉大於麻，故名之。

麻蕡

味辛，平。主五勞七傷，利五藏，下血，寒氣。多食令人見鬼狂走，久服通神明，輕身。一名麻勃。麻子味甘，平，主補中益氣，肥健，不老，神僊。生川谷。

《吳普》曰：麻子中仁，神農、岐伯辛，雷公、扁鵲無毒，不欲牡厲、白薇，先藏地中者食殺人。麻藍，一名麻蕡，一名青欲，一名青葛，神農辛，岐伯有毒，雷公甘，畏牡厲、白薇，葉上有毒，食之殺人。麻勃，一名華，雷公辛，無毒，畏牡厲（《御覽》）。

《名醫》曰：麻勃，此麻華上勃勃者，七月七日采良。子，九月采。生太山。

案《說文》云：麻，與林同，人所治在屋下。枲，麻也。萉，枲實也，或作䕎。莩，麻母也。萁，芓也。以蕡爲雜香艸。《爾雅》云：黂，枲實。枲，麻。孫炎云：，黂，麻子也。郭璞云：別二名。又芓，麻母。郭璞云：苴，麻盛子者。《周禮》：籩，朝事之籩，其實麷、黂。鄭云：黂，枲實也。鄭司農云：麻麻曰黂。《淮南子·齊俗訓》云：胡人見黂，不知其可以爲布。高誘云：黂，麻實也。据此則弘景以爲牡麻無實，非也。《唐本》以爲麻實，是。

右，米、穀上品，二種，舊三種。今以青蘘入艸。

冬葵子

味甘，寒。主五藏六府寒熱、羸瘦、五癃，利小便。久服堅骨，長肌肉，輕身，延年。

《名醫》曰：生少室山，十二月采之。

案《說文》云：𠔄，古文終；葵，菜也。《廣雅》云：蘬，葵也。攷𠔄與終形相近，當卽《爾雅》蔠葵。《爾雅》云：蔠葵，繁露。郭璞云：承露也，大莖小葉，華紫黃色。《本艸圖經》云：吳人呼爲繁露，俗呼胡燕支，子可婦人塗面及作口脂。按《名醫》別有落葵條，一名繁露，亦非也。陶弘景以爲終冬至春作子，謂之冬葵，不經甚矣。

莧實

味甘，寒。主青盲，明目，除邪，利大小便，去寒熱。久服益氣力，不飢，輕身。一名馬莧。

《名醫》曰：一名莫實。生淮陽及田中，葉如藍，十一月采。

案《說文》云：莧，莧菜也。《爾雅》云：蕢，赤莧。郭璞云：今莧葉之赤莖者。李當之云：莧實，當是今白莧。《唐本》注云：赤莧，一名蕢，今名莫實，字誤。

瓜蒂

味苦，寒。主大水身面四肢浮腫，下水，殺蠱毒，欬逆上氣，及食諸果，病在胸腹中，皆吐下之。生平澤。

《名醫》曰：生嵩高，七月七日采，陰乾。

案《說文》云：瓜，胍也，象形；蒂，瓜當也。《廣雅》云：水芝，瓜也。陶弘景云：甜瓜蒂也。

瓜子

味甘，平。主令人悅澤，好顏色，益氣不飢。久服輕身，耐老。一名水芝（《御覽》作土芝）。生平澤。

《吳普》曰：瓜子，一名瓣。七月七日采，可作面脂（《御覽》）。

《名醫》曰：一名白瓜子。生嵩高。冬瓜仁也，八月采。

案《說文》云：瓣，瓜中實。《廣雅》云：冬瓜蓏也，其子謂之瓤。陶弘景云：白，當爲甘，舊有白字。

据《名醫》云：一名白瓜子，則本名當無。

苦菜

味苦，寒。主五藏邪氣，厭穀，胃痹。久服安心益氣，聰察少臥，輕身，耐老。一名荼艸，一名選。生川谷。

《名醫》曰：一名游冬。生益州山陵道旁，凌冬不死。三月三日采，陰乾。

案《說文》云：荼，苦菜也。《廣雅》云：游冬，苦菜也。《爾雅》云：荼，苦菜；又檟，苦荼。郭璞云：樹小如梔子，冬生葉，可煮作羹，今呼早采者爲荼，晚取者爲茗，一名荈，蜀人名之苦菜。陶弘景云：此卽是今茗。茗，一名荼，又令人不眠，亦凌冬不凋而兼其止。生益州。《唐本》注駁之，非矣。選與荈，音相近。

右，菜上品，五種，舊同。

神農本艸經卷第二

吳普等述　孫星衍 馮翼 同輯

中經

中藥一百二十種爲臣，主養性以應人。無毒、有毒，斟酌其宜。欲遏病補羸者，本中經。

雄黃　石流黃　雌黃　水銀　石膏　慈石　凝水石　陽起石

孔公孽　殷孽　鐵精　理石　長石　膚青（右，玉、石中品，十四種，舊十六種。）

乾薑　枲耳實　葛根　括樓根　苦參　當歸　麻黃　通艸

芍藥　蠡實　瞿麥　玄參　秦艽　百合　知母　貝母

白芷　淫羊藿　黃芩　狗脊　石龍芮　茅根　紫菀　紫艸

敗醬　白鮮　酸醬　紫參　槀本　石韋　萆薢　白薇

水萍　王瓜　地榆　海藻　澤蘭　防己　欵冬華　牡丹

馬先蒿　積雪艸　女菀　王孫　蜀羊泉　爵牀　假蘇

翹根（右，艸中品，四十九種，舊四十六種。）

桑根白皮　竹葉　吳茱萸　卮子　蕪荑　枳實　厚朴　秦皮

秦芃　山茱萸　紫葳　豬苓　白棘　龍眼　松蘿　衛矛

合歡（右，木中品，一十七種，舊同。）

白馬莖　鹿茸　牛角䚡　羖羊角　牡狗陰莖　麢羊角　犀角（右，獸中品，七種，舊同。）

燕屎　天鼠屎（右，禽中品，二種，舊同。）

蝟皮　露蜂房　鼈甲　蟹　柞蟬　蠐螬　烏賊魚骨　白僵蠶

鮀魚甲　樗雞　活蝓　石龍子　木䖟　蜚䖟　蜚廉　䗪蟲

伏翼（右，蟲、魚中品，一十七種，舊十六種。）

梅實（右，果中品，一種，舊同。）

大豆黃卷（赤小豆）　粟米　黍米（右，米、穀中品，三種，舊二種。）

蓼實　葱實（䪥）　水蘇（右，菜中品，三種，舊四種。）

雄黃

味苦，平、寒。主寒熱，鼠瘻惡創，疽痔死肌，殺精物、惡鬼、邪氣、百蟲毒，勝五兵。鍊食之，輕身，神僊。一名黃食石。生山谷。

《吳普》曰：雄黃，神農苦。山陰有丹雄黃，生山之陽，故曰雄，是丹之雄，所以名雄黃也。

《名醫》曰：生武都敦煌山之陽，采無時。

案《西山經》云：高山其下多雄黃。郭璞云：晉太興三年，高平郡界有山崩，其中出數千斤雄黃。《抱朴子·僊藥篇》云：雄黃，當得武都山所出者，純而無雜，其赤如雞冠，光明曄曄，乃可用耳；其但純黃似雄黃，色無赤光者，不任以作僊藥，可以合理病藥耳。

石流黃（流，舊作硫。《御覽》引作流，是）

味酸，溫。主婦人陰蝕，疽痔惡血，堅筋骨，除頭禿，能化金銀銅鐵奇物（《御覽》引云：石流青、白色，主益肝气明目，石流赤，生羌道山谷）。生山谷。

《吳普》曰：硫黃，一名石留黃。神農、黃帝、雷公鹹，有毒；醫和、扁鵲苦，無毒。或生易陽，或河西。或五色，黃，是潘水石液也（潘，即礬古字），燒令有紫焰者，八月、九月采，治婦人血結。（《御覽》云：治婦人絕陰，能合金銀銅鐵）。

《名醫》曰：生東海牧羊山，及太山河西山。礬石液也。

案《范子計然》：石流黃，出漢中。又云劉馮餌石流黃而叓少。劉逵注《吳都賦》云：流黃，土精也。

雌黃

味辛，平。主惡創，頭禿，痂疥，殺毒蟲蝨，身痒，邪氣，諸毒。鍊之，久服輕身，增年，不老。生山谷。

《名醫》曰：生武都，與雄黃同山生其陰，山有金，金精熏則生雌黃。采無時。

水銀

味辛，寒。主疥瘻痂瘍、白禿，殺皮膚中蝨，墮胎，除熱，殺金、銀、銅、錫毒。鎔化還復爲丹，久服神僊不死。生平土。

《名醫》曰：一名汞。生符陵，出於丹砂。

案《說文》云：澒，丹沙所化爲水銀也。《廣雅》云：水銀謂之汞。《淮南子·地形訓》云：白礜九百歲生白澒，白澒九百歲生白金。高誘云：白澒，水銀也。

石膏

味辛，微寒。主中風寒熱，心下逆氣驚喘，口乾苦焦，不能息，腹中堅痛，除邪鬼，產乳，金創。生山谷。

《名醫》曰：一名細石。生齊山及齊盧山、魯蒙山，采無時。

慈石

味辛，寒。主周痺風溼，肢節中痛，不可持物，洗洗酸消，除大熱煩滿及耳聾。一名元石，生山谷。

《吳普》曰：慈石，一名磁君。

《名醫》曰：一名處石。生太山及慈山山陰；有鐵處，則生其陽。采無時。

案《北山經》云：灌題之山，其中多磁石。郭璞云：可以取鐵。《管子・地數篇》云：山上有慈石者，下必有銅。《呂氏春秋・精通篇》云：慈石召鐵。《淮南子・說山訓》云：慈石能引鐵。只作慈，舊作磁，非。《名醫》別出元石條，亦非。

凝水石

味辛，寒。主身熱，腹中積聚、邪氣，皮中如火燒，煩滿。水飲之，久服不飢。一名白水石。生山谷。

《吳普》曰：神農辛；岐伯、醫和、扁鵲甘，無毒；李氏大寒。或生邯鄲，采無時。如雲母色（《御覽》引云：一名寒水石）。

《名醫》曰：一名寒水石，一名凌水石，鹽之精也。生常山，又中水縣及邯鄲。

案《范子計然》云：凝水石，出河東，色澤者善。

陽起石

味鹹，微溫。主崩中屚下，破子臧中血，癥瘕結氣，寒熱腹痛，無子，陰痿不起（《御覽》引作陰陽不合），補不足（《御覽》引有句攣二字）。一名白石。生山谷。

《吳普》曰：陽起石，神農、扁鵲酸，無毒；桐君、雷公、岐伯鹹，無毒；李氏小寒，或生太山（《御覽》引云：或陽起山。采無時）。

《名醫》曰：一名石生，一名羊起石，雲母根也，生齊山及琅邪，或雲山、陽起山，采無時。

孔公孽

味辛，溫。主傷食不化，邪結氣，惡創，疽瘻痔。利九竅，下乳汁（《御覽》引云：一名通石。《大觀本》作黑字）。生山谷。

《吳普》曰：孔公孽，神農辛；岐伯鹹；扁鵲酸，無毒。色青黃。

《名醫》曰：一名通石，殷孽根也，青黃色，生梁山。

殷孽

味辛，溫。主爛傷瘀血，洩利寒熱，鼠瘻，癥瘕結氣。一名薑石。生山谷（按此當與孔公孽爲一條）。

《名醫》曰：鐘乳根也。生趙國，又梁山及南海，采無時。

鐵精

平，主明目，化銅。鐵落，味辛，平。主風熱惡創，瘍疽創痂疥氣在皮膚中。鐵，主堅肌耐痛。生平澤（舊爲三條，今并）。

《名醫》曰：鐵落，一名鐵液。可以染皁。生牧羊及祊城或析城，采無時。

案《說文》云：鐵，黑金也，或省作鐵，古文作銕。

理石

味辛，寒。主身熱，利胃解煩，益精明目，破積聚，去三蟲。一名石立制石。生山谷。

《名醫》曰：一名飢石，如石膏，順理而細。生漢中及盧山，采無時。

長石

味辛，寒。主身熱，四肢寒厥，利小便，通血脈，明目，去翳眇，下三蟲，殺蠱毒。久服不飢。一名方石。生山谷。

《吳普》曰：長石，一名方石，一名直石。生長子山谷。如馬齒，潤澤，玉色長鮮。服之不飢（《御覽》）。

《名醫》曰：一名土石，一名直石。理如馬齒，方而潤澤，玉色。生長子山及太山臨淄，采無時。

膚青

味辛，平。主蠱毒及蛇、菜、肉諸毒，惡創。生川谷。

《名醫》曰：一名推青，一名推石，生益州。

案　陶弘景云：俗方及僊經並無用此者，亦相與不復識。

右，玉、石中品，一十四種，舊十六種。攷鐵落、鐵，宐與鐵精爲一。

乾薑

味辛，溫。主胸滿欬逆上氣，溫中止血，出汗，逐風溼痹，腸澼，下利。生者尤良。久服去臭氣，通神明。生川谷。

《名醫》曰：生楗爲及荆州、揚州，九月采。

案　《說文》云：薑，禦溼之菜也。《廣雅》云：葰，廉薑也。《呂氏春秋·本味篇》云：和之美者，陽朴之薑。高誘注：陽朴，地名，在蜀郡。司馬相如《上林賦》有茈薑云云。

枲耳實

味甘，溫。主風頭寒痛，風溼周痹，四肢拘攣痛，惡肉死肌。久服益氣，耳目聰明，强志輕身。一名胡枲，一名地葵。生川谷。

《名醫》曰：一名葹，一名常思，生安陸及六安田野，實熟時采。

案《說文》云：菤，卷耳也；苓，卷耳也。《廣雅》云：苓耳，葹，常枲，胡枲，枲耳也。《爾雅》云：菤耳，苓耳。郭璞云：江東呼爲常枲，形似鼠耳，叢生如盤。《毛詩》云：采采卷耳。《傳》云：卷耳，苓耳也。陸璣云：葉青白色，似胡荽，白華，細莖蔓生。可煮爲茹，滑而少味。四月中生子，正如婦人耳璫，今或謂之耳璫艸。鄭康成謂是白胡荽，幽州人謂之爵耳。《淮南子・覽冥訓》云：位賤尚枲。高誘云：菓者，菓耳，菜名也。幽冀謂之檀菜，雒下謂之胡枲。

葛根

味甘，平。主消渴，身大熱，嘔吐，諸痹，起陰氣，解諸毒。葛穀，主下利，十歲已上。一名雞齊根。生川谷。

《吳普》曰：葛根，神農甘。生太山（《御覽》）。

《名醫》曰：一名鹿藿，一名黄斤。生汶山，五月采根，暴乾。

括樓根

味苦，寒。主消渴，身熱煩滿，大熱，補虛安中，續絶傷。一名地樓。生川谷及山陰。

《吳普》曰：括樓，一名澤巨，一名澤姑（《御覽》）

《名醫》曰：一名果羸，一名天瓜，一名澤姑。實名黄瓜。二月、八月采根，暴乾，三十日成。生弘農。

案《說文》云：菩，菩蔞，果蓏也。《廣雅》云：王白，萯也（當爲王菩）。《爾雅》云：果羸之實，括樓。郭璞云：今齊人呼之爲天瓜。《毛詩》云：果羸之實，亦施于宇。《傳》云：果羸，括樓也。《呂氏春秋》云：王善生。高誘云：善，或作瓜，孤甊也。案《呂氏春秋》善字，乃菩之誤。

苦參

味苦，寒。主心腹結氣，癥瘕積聚，黄疸，溺有餘瀝，逐水，除癰腫，補中明目，止淚。一名水槐，一名苦蘵。生山谷及田野。

《名醫》曰：一名地槐，一名菟槐，一名驕槐，一名白莖，一名虎麻，一名岑莖，一名祿曰，一名陵郎。生汝南。三月、八月、十月采根，暴乾。

當歸

味甘，溫。主欬逆上氣，溫瘧、寒熱，洗在皮膚中（《大觀本》，洗音癬），婦人漏下絶子，諸惡創瘍、金創。煮飲之。一名乾歸。生川谷。

《吳普》曰：當歸，神農、黃帝、桐君、扁鵲甘，無毒；岐伯、雷公辛，無毒；李氏小溫。或生羌胡地。

《名醫》曰：生隴西。二月、八月采根，陰乾。

案《廣雅》云：山蘄，當歸也。《爾雅》云：薜，山蘄。郭璞云：今似蘄而粗大。又薜，白蘄。郭璞云：即上山蘄。《范子計然》云：當歸，出隴西，無枯者善。

麻黃

味苦，溫。主中風，傷寒頭痛，溫瘧，發表出汗，去邪熱氣，止欬逆上氣，除寒熱，破癥堅積聚。一名龍沙。

《吳普》曰：麻黃，一名卑相，一名卑監。神農、雷公苦，無毒；扁鵲酸，無毒；李氏平。或生河東。四月、立秋采（《御覽》）。

《名醫》曰：一名卑相，一名卑鹽。生晉地及河東。立秋采莖，陰乾令青。

案《廣雅》云：龍沙，麻黃也。麻黃莖，狗骨也。《范子計然》云：麻黃，出漢中三輔。

通艸（《御覽》作蓪艸）

味辛，平。主去惡蟲，除脾胃寒熱，通利九竅、血脈、關節，令人不忘。一名附支。生山谷。

《吳普》曰：蓪艸，一名丁翁，一名附支。神農、黄帝辛，雷公苦。生石城山谷。葉菁蔓延，止汗，自正月采（《御覽》）。

《名醫》曰：一名丁翁。生石城及山陽。正月采枝，陰乾。

案《廣雅》云：附支，蓪艸也。《中山經》云：升山，其艸多寇脱。郭璞云：寇脱艸，生南方，高丈許，似荷葉，而莖中有瓤正白，零陵人植而日灌之，以爲樹也。《爾雅》云：離南，活莌。郭璞注同。又倚商，活脱。郭璞云：即離南也。《范子計然》云：蓪艸，出三輔。

芍藥

味苦、平。主邪氣腹痛，除血痺，破堅積寒熱、疝瘕，止痛，利小便，益氣（《蓺文類聚》引云：一名白术。《大觀本》作黑字）。生川谷及邱陵。

《吳普》曰：芍藥，神農苦；桐君甘，無毒；岐伯鹹；李氏小寒；雷公酸。一名甘積，一名解倉，一名誕，一名餘容，一名白术。三月三日采（《御覽》）。

《名醫》曰：一名白术，一名餘容，一名犁食，一名解食，一名鋌。生中岳。二月、八月采根，暴乾。

案《廣雅》云：攣夷，芍藥也；白术，牡丹也。《北山經》云：繡山，其艸多芍藥。郭璞云：芍藥，一名辛夷，亦香艸屬。《毛詩》云：贈之以芍藥。《傳》云：芍藥，香艸。《范子計然》云：芍藥，出三輔。崔豹《古今註》云：芍藥有三種：有艸芍藥，有木芍藥。木有華，大而色深，俗呼爲牡丹，非也。又云：一名可離。

蠡實

味甘、平。主皮膚寒熱，胃中熱氣，風寒溼痺，堅筋骨，令人嗜食。久服輕身。華葉去白蟲。一名劇艸，一名三堅，一名豕首。生川谷。

《吳普》曰：蠡實，一名劇艸，一名三堅，一名劇荔華（《御覽》），一名澤藍，一名豕首。神農、黃帝甘，辛，無毒。生宛朐，五月采（同上）。

《名醫》曰：一名荔實。生河東，五月采實，陰乾。

案《說文》云：荔，艸也，似蒲而小，根可作㕞。《廣雅》云：馬韰，荔也。《月令》云：仲冬之月，荔挺出。鄭云：荔挺，馬薤也。高誘注《淮南子》云：荔馬，荔艸也。《通俗文》云：一名馬藺。顏之推云：此物河北平澤率生之，江東頗多，種于階庭，但呼爲旱蒲，故不識馬薤。

瞿麥

味苦，寒。主關格，諸癃結，小便不通，出刺，決癰腫，明目去翳，破胎墮子，下閉血。一名巨句麥。生川谷。

《名醫》曰：一名大菊，一名大蘭。生大山，立秋采實，陰乾。

案《說文》云：蘧，蘧麥也。菊、大菊，蘧麥。《廣雅》云：茈威、陵苕，蘧麥也。《爾雅》云：大菊，蘧麥。郭璞云：一名麥句薑，卽瞿麥。陶弘景云：子頗似麥，故名瞿麥。

玄參

味苦，微寒。主腹中寒熱積聚，女子產乳餘疾，補腎氣，令人目明。一名重臺。生川谷。

《吳普》曰：玄參，一名鬼藏，一名正馬，一名重臺，一名鹿腹，一名端，一名元臺。神農、桐君、黃帝、雷公、扁鵲苦，無毒；岐伯鹹；李氏寒。或生宛朐山陽。二月生葉，如梅毛，四四相值似芍藥，黑莖方高四五尺，華赤，生枝閒，四月實黑（《御覽》）。

名醫曰：一名元臺，一名鹿腸，一名正馬，一名減，一名端，生河閒及宛朐，三月、四月采根，暴乾。

案《廣雅》云：鹿腸，玄參也。《范子計然》云：玄參，出三輔，青色者善。

秦艽

味苦，平。主寒熱邪氣，寒溼，風痹，肢節痛，下水，利小便。生山谷。

《名醫》曰：生飛烏山。二月、八月采根，暴乾。

案《說文》云：茾艸之相丩者。《玉篇》作艽，居包切。云：秦艽，藥艽同。蕭炳云：《本經》名秦瓜，然則今《本經》名，亦有《名醫》改之者。

百合

味甘，平。主邪氣腹張，心痛，利大小便，補中益氣。生川谷。

《吳普》曰：百合，一名重邁，一名中庭。生宛朐及荆山（《蓺文類聚》引云：一名重匡）。

《名醫》曰：一名重箱，一名摩羅，一名中逢華，一名强瞿。生荆州，二月、八月采根，暴乾。

案《玉篇》云：蹯，百合蒜也。

知母

味苦，寒。主消渴熱中，除邪氣，肢體浮腫，下水，補不足，益氣。一名蚳母，一名連母，一名野蓼，一名地參，一名水參，一名水浚，一名貨母，一名蝭母。生川谷。

《吳普》曰：知母，神農、桐君無毒。補不足，益氣（《御覽》引云：一名提母）。

《名醫》曰：一名女雷，一名女理，一名兒艸，一名鹿列，一名韭逢，一名兒踵艸，一名東根，一名水須，一名莐燔，一名蕁。生河內。二月、八月采根，暴乾。

案《說文》云：芪，芪母也。蕁，芜藩也，或从爻作蕁。《廣雅》云：芪母、兒踵，東根也。《爾雅》云：蕁，莐藩。郭璞云：生山上。葉如韭，一曰蝭母。《范子計然》云：蝭母，出三輔，黃白者善。《玉篇》作莨母。

貝母

味辛，平。主傷寒煩熱，淋瀝，邪氣，疝瘕，喉痹，乳難，金創，風痙。一名空艸。

《名醫》曰：一名藥實，一名苦華，一名苦菜，一名商（茼字）艸，一名勤母。生晉地，十月采根，暴乾。

案《說文》云：茼，貝母也。《廣雅》云：貝父，藥實也。《爾雅》云：茼，貝母。郭璞云：根如小貝，圓而白華，葉似韭。《毛詩》云：言采其經。《傳》云：經，貝母也。陸璣云：其葉如括樓而細小，其子在根下如芋子，正白，四方連累相著有分解也。

白茝

味辛，溫。主女人漏下赤白，血閉，陰腫，寒熱，風頭侵目淚出，長肌膚，潤澤，可作面脂。一名芳香。生川谷。

《吳普》曰：白芷，一名虈，一名苻離，一名澤芬，一名䔼（《御覽》）。

《名醫》曰：一名白茝，一名虈，一名莞，一名苻離，一名澤芬。葉，一名蒚麻，可作浴湯。生河東下澤。二月、八月采根，暴乾。

案《說文》云：茝，虈也；虈，楚謂之蘺，晉謂之虈，齊謂之茝。《廣雅》云：白芷，其葉謂之葯。《西山經》云：號山，其艸多葯虈。郭璞云：葯，白芷別名；虈，香艸也。《淮南子·修務訓》云：身苦秋葯被風。高誘云：葯，白芷，香艸也。王逸注《楚辭》云：葯，白芷。按《名醫》一名莞云云，似即《爾雅》莞，苻離其上蒚。而《說文》別有䔼，夫離也。蒚，夫蘺上也。是非一艸。舍人云：白蒲，一名苻蘺，楚謂之莞，豈蒲與茝相似，而《名醫》誤合為一乎。或《說文》云：楚謂之蘺，卽夫蘺也，未可得詳。舊作芷，非。

淫羊藿

味辛，寒。主陰痿絶傷，莖中痛，利小便，益氣力，强志。一名剛前。生山谷。

《吳普》曰：淫羊藿，神農、雷公辛，李氏小寒。堅骨（《御覽》）。

《名醫》曰：生上郡陽山。

黃芩

味苦，平。主諸熱黃疸，腸澼，洩利，逐水，下血閉，惡創疽蝕，火瘍。一名腐腸。生川谷。

《吳普》曰：黃芩，一名黃文，一名妒婦，一名虹勝，一名經芩，一名印頭，一名內虛。神農、桐君、黃帝、雷公、扁鵲苦，無毒；李氏小溫。二月生赤黃葉，兩兩四四相值，莖空，中或方圓，高三四尺，四月華紫紅赤，五月實黑根黃。二月至九月采（《御覽》）。

《名醫》曰：一名空腸，一名內虛，一名黃文，一名經芩，一名妒婦。生秭歸及宛朐。三月三日采根，陰乾。

案《說文》云：菳，黃菳也。《廣雅》云：𦯧葿，黃文，內虛，黃芩也。《范子計然》云：黃芩，出三輔，色黃者善。

狗脊

味苦，平。主腰背强，關機緩急，周痹寒溼膝痛，頗利老人。一名百枝。生川谷。

《吳普》曰：狗脊，一名狗青，一名赤節。神農苦，桐君、黃帝、岐伯、雷公、扁鵲甘，無毒；李氏小溫。

如萆薢，莖節如竹，有刺，葉圓赤，根黄白，亦如竹根，毛有刺。《岐伯經》云：莖長節，葉端圓青赤，皮白有赤脈。

《名醫》曰：一名强膂，一名扶蓋，一名扶筋。生常山，二月、八月采根，暴乾。

案《廣雅》云：菝葜，狗脊也。《玉篇》云：菝菰，狗脊根也。《名醫》别出菝契條，非。

石龍芮

味苦，平。主風寒溼痹，心腹邪氣，利關節，止煩滿。久服輕身，明目，不老。一名魯果能（《御覽》作食果），一名地椹。生川澤石邊。

《吳普》曰：龍芮，一名薑苔，一名天豆。神農苦，平；岐伯酸；扁鵲、李氏大寒；雷公鹹，無毒。五月五日采（《御覽》）。

《名醫》曰：一名石能，一名彭根，一名天豆。生太山，五月五日采子，二月、八月采皮，陰乾。

案《范子計然》云：石龍芮，出三輔，色黄者善。

茅根

味甘，寒。主勞傷虛羸，補中益氣，除瘀血、血閉、寒熱，利小便。其苗，主下水。一名蘭根，一名茹根。

生山谷、田野。

《名醫》曰：一名地管，一名地筋，一名兼杜。生楚地，六月采根。

案《說文》云：茅，菅也；菅，茅也。《廣雅》云：菅，茅也。《爾雅》云：白華，野菅。郭璞云：菅，茅屬。《詩》云：白華菅兮，白茅束兮。《傳》云：白華，野菅也，已漚，爲菅。

紫菀

味苦，溫。主欬逆上氣，胸中寒熱結氣，去蠱毒痿蹷，安五藏，生山谷。

《吳普》曰：紫菀，一名青苑（《御覽》）。

《名醫》曰：一名紫蒨，一名青苑。生房陵及眞定邯鄲，二月、三月采根，陰乾。

案《說文》云：菀，茈菀，出漢中房陵。陶弘景云：白者，名白菀。《唐本》注云：白菀，卽女菀也。

紫艸

味苦，寒。主心腹邪氣，五疸，補中益氣，利九竅，通水道。一名紫丹，一名紫芺（《御覽》引云：一名地血。《大觀本》無文）。生山谷。

《吳普》曰：紫艸，節赤，二月華（《御覽》）。

《名醫》曰：生碭山及楚地，三月采根，陰乾。

案《說文》云：茈，艸也；藐，茈艸也。萸艸也，可以染留黃。《廣雅》云：茈萸，茈艸也。《山海經》云：勞山多茈艸。郭璞云：一名紫萸，中染紫也。《爾雅》云：藐，茈艸。郭璞云：可以染紫。

敗醬

味苦，平。主暴熱火創、赤氣，疥搔，疸痔，馬鞍熱氣。一名鹿腸。生川谷。

《名醫》曰：一名鹿首，一名馬艸，一名澤敗，生江夏，八月采根，暴乾。

案《范子計然》云：敗醬，出三輔。陶弘景云：氣如敗醬，故以爲名。

白鮮

味苦，寒。主頭風，黄疸，欬逆，淋瀝，女子陰中腫痛，溼痹死肌，不可屈伸、起止、行步。生川谷。

《名醫》曰：生上谷及宛朐，四月、五月采根，陰乾。

案陶弘景云：俗呼爲白羊鮮，氣息正似羊羶，或名白羶。

酸醬

味酸，平。主熱煩滿，定志益氣，利水道。產難，吞其實立產。一名醋醬。生川澤。

《吳普》曰：酸醬，一名酢醬（《御覽》）。

《名醫》曰：生荆楚及人家田園中，五月采，陰乾。

案《爾雅》云：葴，寒醬。郭璞云：今酸醬艸，江東呼曰苦葴。

紫參

味苦，辛，寒。主心腹積聚，寒熱邪氣，通九竅，利大小便。一名牡蒙。生山谷。

《吳普》曰：伏蒙，一名紫參，一名泉戎，一名音腹，一名伏菟，一名重傷。神農、黃帝苦；李氏小寒。生河西山谷或宛朐商山。圓聚生，根黃赤有文，皮黑中紫，五月華紫赤，實黑大如豆，三月采根（《御覽》《大觀本》節文）。

《名醫》曰：一名眾戎，一名童腸，一名馬行。生河西及宛朐，三月采根，火炙使紫色。

案《范子計然》云：紫參，出三輔，赤青色者善。

槀本

味辛，溫。主婦人疝瘕，陰中寒腫痛，腹中急，除風頭痛，長肌膚，說顏色。一名鬼卿，一名地新。生山谷。

《名醫》曰：一名微莖。生崇山，正月、二月采根，暴乾，三十日成。

案《廣雅》云：山茝，蔚香，藁本也。《管子·地員篇》云：五臭疇生藁本。《荀子·大略篇》云：蘭茝藁本，漸于蜜醴，一佩易之。樊光注《爾雅》云：藁本，一名麋蕪，根名蘄芷。舊作藁，非。

石韋

味苦，平。主勞熱邪氣，五癃閉不通，利小便水道。一名石韉。生山谷石上。

《名醫》曰：一名石皮。生華陰山谷，不聞水及人聲者良，二月采葉，陰乾。

萆薢

味苦，平。主腰背痛，强骨節，風寒溼周痹，惡創不瘳，熱氣。生山谷。

《名醫》曰：一名赤節。生眞定，八月采根，暴乾。

案《博物志》云：菝葜，與萆薢相亂。

白薇

味苦，平。主暴中風，身熱肢滿，忽忽不知人，狂惑，邪氣，寒熱酸痋，溫瘧洗洗，發作有時。生川谷。

《名醫》曰：一名白幕，一名微艸，一名春艸，一名骨美。生平原，三月三日采根，陰乾。

水萍

味辛，寒。主暴熱身痒（《藝文類聚》《初學記》癢，此是），下水氣，勝酒，長須髮（《藝文類聚》作烏鬢），消渴。久服輕身。

一名水華（《藝文類聚》引云：一名水廉）。生池澤。

《吳普》曰：水萍，一名水廉。生澤水土。葉圓小，一莖一葉，根入水。五月華白，三月采，日乾（《御覽》）。

《名醫》曰：一名水白，一名水蘇。生雷澤，三月采，暴乾。

案《說文》云：苹，蓱也，無根，浮水而生者。萍，苹也。蘋，大萍也。《廣雅》云：薸，萍也。《夏小正》云：七月湟潦生苹。《爾雅》云：萍，蓱。郭璞云：水中浮萍，江東謂之薸。又其大者蘋。《毛詩》云：于以采蘋。《傳》云：蘋，大萍也。《范子計然》曰：水萍，出三輔，色青者善。《淮南子·原道訓》云：萍樹根于水。高誘云：萍，大蘋也。

王瓜

味苦，寒。主消渴内痹瘀血，月閉，寒熱，酸疼，益氣，俞聾。一名土瓜。生平澤。

《名醫》曰：生魯地田野及人家垣牆閒。三月采根，陰乾。

案《説文》云：萯，王萯也。《廣雅》云：藈菇、瓜瓠，王瓜也。《夏小正》云：四月王萯秀。《爾雅》云：鉤藈菇。郭璞云：鉤，瓠也，一名王瓜，實如瓝瓜，正赤，味苦。《月令》王瓜生。鄭玄云：《月令》云：王萯生。孔頴達云：疑王萯，則王瓜也。《管子・地員篇》：剽土之次曰五沙，其種大萯細萯，白莖青秀以蔓。《本艸圖經》云：大萯，卽王萯也。芴，亦謂之土瓜，自別是一物。

地榆

味苦，微寒。主婦人乳痓痛，七傷，帶下病，止痛，除惡肉，止汗，療金創（《御覽》引云：主消酒。又云：明目。《大觀本艸》消酒作黑字，而無明目）。生山谷。

《名醫》曰：生桐柏及宛朐，二月、八月采根，暴乾。

案《廣雅》云：菗蒢，地榆也。陶弘景云：葉似榆而長，初生布地，而華、子紫黑色，如豉，故名玉豉。

海藻

味苦，寒。主癭瘤氣，頸下核，破散結氣、癰腫、癥瘕、堅氣，腹中上下鳴，下十二水腫。一名落首。生池澤。

《名醫》曰：一名藫。生東海，七月七日采，暴乾。

案：《說文》云：藻，水艸也，或作藻。《廣雅》云：海蘿，海藻也。《爾雅》云：薚，海藻也。郭璞云：藥艸也。一名海蘿，如亂髮，生海中。《本艸》云：又藫石衣。郭璞云：水苔也，一名石髮，江東食之，或曰藫。葉似䪥而大，生水底也，亦可食。

澤蘭

味苦，微溫。主乳婦内衄（《御覽》作衄血），中風餘疾，大腹水腫，身面四肢浮腫，骨節中水，金創，癰腫，創膿。一名虎蘭，一名龍棗。生大澤傍。

《吳普》曰：澤蘭，一名水香，神農、黄帝、岐伯、桐君酸，無毒；李氏溫。生下地水傍，葉如蘭，二月生，香，赤節，四葉相值枝節間。

《名醫》曰：一名虎蒲。生汝南，三月三日采，陰乾。

案：《廣雅》云：虎蘭，澤蘭也。

防己

味辛，平。主風寒溫瘧，熱氣諸癇，除邪，利大小便。一名解離（《御覽》作石解，引云：通湊理，利九竅。《大觀本》六字黑）。

生川谷。

《吳普》曰：木防己，一名解離，一名解燕。神農辛；黄帝、岐伯、桐君苦，無毒；李氏大寒。如芁，莖蔓延，如艽，白根外黄似桔梗，内黑又如車輻解。二月、八月、十月采根（《御覽》）。

《名醫》曰：生漢中，二月、八月采根，陰乾。

案　《范子計然》云：防己，出漢中旬陽。

欵冬華

味辛，溫。主欬逆上氣，善喘、喉痹，諸驚癇，寒熱邪氣。一名橐吾（《御覽》作石），一名顆凍（《御覽》作顆冬），一名虎須，一名免奚。生山谷。

《吳普》曰：欵冬，十二月華黄白（《蓺文類聚》）。

《名醫》曰：一名氐冬。生常山及上黨水傍，十一月采華，陰乾。

案　《廣雅》云：苦萃，欵涷也。《爾雅》云：菟奚，顆涷。郭璞云：欵冬也。紫赤華，生水中。《西京雜記》

云：欵冬，華于嚴冬。傅咸《欵冬賦》序曰：仲冬之月，冰淩積雪，欵冬獨敷華艷。

牡丹

味辛，寒。主寒熱，中風，瘈瘲痙，驚癇，邪氣，除癥堅，瘀血留舍腸胃，安五臧，療癰創。一名鹿韭，一名鼠姑。生山谷。

《吳普》曰：牡丹，神農、岐伯辛；李氏小寒；雷公、桐君苦，無毒；黄帝苦，有毒。葉如蓬相植，根如柏黑，中有核。二月采，八月采，日乾。人食之輕身益壽（《御覽》）。

《名醫》曰：生巴郡及漢中，二月、八月采根，陰乾。

案《廣雅》云：白朮，牡丹也。《范子計然》云：牡丹出漢中河内，赤色者亦善。

馬先蒿

味平。主寒熱，鬼注，中風溼痹，女子帶下病，無子。一名馬屎蒿。生川澤。

《名醫》曰：生南陽。

案《說文》云：蔚，牡蒿也。《廣雅》云：因塵，馬先也。《爾雅》云：蔚，牡菣。郭璞云：無子者。《毛詩》云：匪莪伊蔚。《傳》云：菣，牡菣也。陸璣云，二月始生，七月華，華似胡麻華而紫赤；八月爲角，角似小豆，角鋭而長。一名馬新蒿。案新先聲相近。

積雪艸

味苦，寒。主大熱，惡創，癰疽，浸淫，赤熛，皮膚赤，身熱。生川谷。

《名醫》曰：生荆州。

案　陶弘景云：荆楚人以葉如錢，謂爲地錢艸。徐儀《藥圖》名連錢艸。《本艸圖經》云：咸、洛二京亦有，或名胡薄荷。

女菀（《御覽》作苑）

味辛，溫。主風，洗洗，霍亂洩利，腸鳴，上下無常處，驚癇，寒熱百疾。生川谷或山陽。

《吳普》曰：女菀，一名白菀，一名識女苑（《御覽》）。

《名醫》曰：一名白菀，一名織女菀，一名茆。生漢中，正月、二月采，陰乾。

案　《廣雅》云：女腸，女菀也。

王孫

味苦，平。主五臟邪氣，寒溼痹，四肢疼酸，厀冷痛。生川谷。

《吳普》曰：黃孫，一名王孫，一名蔓延，一名公艸，一名海孫。神農、雷公苦，無毒；黃帝甘，無毒。生西海山谷及汝南城郭垣下。蔓延，赤文，莖葉相當（《御覽》）。

《名醫》曰：吳名白功艸，楚名王孫，齊名長孫。一名黃孫，一名黃昏，一名海孫，一名蔓延。生海西及汝南城郭下。

案　陶弘景云：今方家皆呼王昏，又云：壯蒙。

蜀羊泉

味苦，微寒。主頭禿惡創，熱氣疥搔痂癬蟲，療齲齒。生川谷。

《名醫》曰：一名羊泉，一名飴。生蜀郡。

案　《廣雅》云：桼姑，艾但，鹿何，澤鞆也，《唐本》注云：此艸一名漆姑。

爵牀

味鹹，寒。主腰脊痛，不得著牀，俛仰艱難，除熱，可作浴湯。生川谷及田野。

《吳普》曰：爵牀，一名爵卿（《御覽》）。

《名醫》曰：生漢中。

案　別本注云：今人名爲香蘇。

假蘇

味辛，溫。主寒熱，鼠瘻瘰癧生創，破結聚氣，下瘀血，除溼痹。一名鼠蓂。生川澤（舊在菜部，今移）。

《吳普》曰：假蘇，一名鼠實，一名薑芥也（《御覽》），名荊芥，葉似落藜而細，蜀中生噉之（《蜀本》注）。

《名醫》曰：一名薑芥。生漢中。

案　陶弘景云：即荊芥也，薑、荊，聲譌耳，先居艸部中。今人食之，錄在菜部中也。

翹根

味甘，寒，平（《御覽》作味苦平）。主下熱氣，益陰精，令人面說好，明目。久服輕身耐老。生平澤（舊在《唐本》

逞中，今移）。

《吳普》曰：翹根，神農、雷公甘，有毒。三月、八月采，以作蒸，飲酒病人（《御覽》）。

《名醫》曰：生嵩高，二月、八月采。

案 陶弘景云：方藥不復用，俗無識者。

右，艸中品，四十九種，舊四十六種。攷菜部假蘇及《唐本》逞中翹根，宜入此。

桑根白皮

味甘，寒。主傷中，五勞六極，羸瘦，崩中脈絶，補虛益氣。葉，主除寒熱出汗。桑耳，黑者主女子漏下、赤白汁，血病，癥瘕積聚，陰補，陰陽寒熱，無子。五木耳，名檽，益氣，不飢，輕身，强志。生山谷。

《名醫》曰：桑耳，一名桑菌，一名木麥。生犍爲，六月多雨時采，卽暴乾。

案 《說文》云：桑，蠶所食葉。木萸，木耳也。蕈，桑萸。《爾雅》云：桑瓣有葚梔。舍人云：桑樹，一半有葚，半無葚，名梔也。郭璞云：瓣，半也。又女桑，桋桑。郭璞云：今俗呼桑樹，小而條長者，爲女桑樹。又檿山桑，郭璞云：似桑材中作弓及車轅。又桑柳槐條，郭璞云：阿那垂條。

竹葉

味苦，平。主欬逆上氣，溢，筋急惡瘍，殺小蟲。根，作湯，益氣止渴，補虛下氣。汁，主風痓。實，通神明，輕身益氣。

《名醫》曰：生益州。

案《說文》云：竹，冬生艸也。象形，下𠂹者箁，箬也。

吳茱萸（《御覽》引無吳字，是）

味辛，溫。主溫中，下氣，止痛，欬逆，寒熱，除溼、血痹，逐風邪，開湊（舊作腠，《御覽》作湊，是）理。根，殺三蟲。一名藙。生山谷。

《名醫》曰：生宛朐，九月九日采，陰乾。

案《說文》云：茱，茱萸，茮屬。萸，茱萸也。藙，煎茱萸，《漢律》會稽獻藙一斗。《廣雅》云：樧、榝、欓、樾、梂，茱萸也。《三蒼》云：莍，茱萸也（《御覽》）。《爾雅》云：椒、榝、醜、莍。郭璞云：茱萸子，聚生成房貌，今江東亦呼莍榝，似茱萸而小，赤色。《禮記》云：三牲用藙。鄭云：藙，煎茱萸也，《漢律》會稽獻焉，《爾雅》謂之榝。《范子計然》云：茱萸，出三輔。陶弘景云：《禮記》名藙，而俗中呼爲藙子。

當是不識蘱字似蔱字，仍以相傳。

巵（舊作梔，《蓺文類聚》及《御覽》引作支，是）子

味苦，寒。主五内邪氣，胃中熱氣，面赤、酒炮皶鼻，白賴赤癩，創瘍。一名木丹。生川谷。

《名醫》曰：一名越桃。生南陽，九月采實，暴乾。

案《說文》云：梔，黄木可染者。《廣雅》云：梔子，𣗥桃也。《史記·貨殖傳》云：巴蜀地饒巵。《集解》云：徐廣曰：音支，烟支也；紫，赤色也。据《說文》當爲梔。

蕪荑

味辛。主五内邪氣，散皮膚骨節中淫淫溫行毒，去三蟲，化食。一名無姑，一名蕨蘠（《御覽》引云：逐寸白，散腹中溫溫喘息。《大觀本》作黑字）。生川谷。

《名醫》曰：一名蕨蘠。生晉山，三月采實，陰乾。

案《說文》云：梗，山枌榆，有朿莢可爲蕪荑者。《廣雅》云：山榆，母估也。《爾雅》云：莁荑，蔱蘠。郭璞云：一名白蕡，又無姑，其實夷。郭璞云：無姑，姑榆也。生山中，葉圓而厚，剝取皮合漬之，其味辛香，所謂蕪荑。《范子計然》云：蕪荑在地，赤心者善。

枳實

味苦，寒。主大風在皮膚中，如麻豆苦痒（《御覽》作癢，非）。除寒熱結，止利（舊作痢，《御覽》作利，是）。長肌肉，利五臟，益氣，輕身。生川澤。

《吳普》曰：枳實，苦。雷公酸，無毒；李氏大寒。九月、十月采，陰乾（《御覽》）。

《名醫》曰：生河内，九月、十月采，陰乾。

案《說文》云：枳木似橘。《周禮》云：橘踰淮而化爲枳。沈括《補筆談》云：六朝以前，醫方唯有枳實，無枳殼，後人用枳之小嫩者爲枳實，大者爲枳殼。

厚朴

味苦，溫。主中風、傷寒、頭痛、寒熱，驚悸氣，血痹死肌，去三蟲。

《吳普》曰：厚朴，神農、岐伯、雷公苦，無毒；李氏小溫（《御覽》引云：一名原皮。生交阯）。

《名醫》曰：一名厚皮，一名赤朴。其樹名榛，其子名逐。生交阯、宛朐，九月、十月采皮，陰乾。

案《說文》云：朴，木皮也。榛，木也。《廣雅》云：重皮，厚朴也。《范子計然》云：厚朴，出弘農，按今俗以榛爲亲，不知是厚朴。《說文》榛栗，字作亲。

秦皮

味苦，微寒。主風寒溼痹，洗洗寒氣，除熱，目中青翳、白膜。久服頭不白，輕身。生川谷。

《吳普》曰：岑皮，一名秦皮。神農、雷公、黄帝、岐伯酸，無毒；李氏小寒。或生宛朐水邊，二月、八月采（《御覽》）。

《名醫》曰：一名岑皮，一名石檀。生廬江及宛朐，二月、八月采皮，陰乾。

案《說文》云：梣，青皮木，或作棉。《淮南子·俶眞訓》云：梣木，色青翳。高誘云：梣木，苦歷木也。生于山，剝取其皮，以水浸之，正青，用洗眼，愈人目中膚翳。据《吳普》云：岑皮，名秦皮。《本經》作秦皮者，後人以俗稱改之，當爲岑皮。

秦茮

味辛，溫。主風邪氣，溫中，除寒痹，堅齒髮，明目。久服輕身，好顏色，耐老，增年，通神。生川谷。

《名醫》曰：生太山及秦嶺上，或琅邪。八月、九月采實。

案《說文》云：茮，茮莍。莍，茮樧，實裹如表者。樧，似茱萸，出淮南。《廣雅》云：樧梂，茱萸也。《北山經》云：景山多秦椒。郭璞云：子似椒而細葉，艸也。《爾雅》云：檓，大椒。郭璞云：今椒樹叢生實大者名爲檓。又椒檓醜菉。郭璞云：菉萸子聚成房貌，今江東亦呼菉檓，似茱萸而小，赤色。《毛詩》云：椒聊之實。《傳》云：椒聊，椒也。陸璣云：椒樹，似茱萸有鍼刺，葉堅而滑澤，蜀人作茶，吴人作茗，皆合煮其葉以爲香。《范子計然》云：秦椒，出天水隴西，細者善。《淮南子·人閒訓》云：申椒、杜茝，美人之所懷服。舊作椒，非。据《山海經》有秦椒生聞喜景山，則秦非秦地之秦也。

山茱萸

味酸，平。主心下邪氣，寒熱，溫中，逐寒溼痹，去三蟲。久服輕身。一名蜀棗。生山谷。

《吴普》曰：山茱萸，一名魃實，一名鼠矢，一名雞足。神農、黄帝、雷公、扁鵲酸，無毒；岐伯辛；一經酸。或生宛朐、琅邪，或東海承縣。葉如梅，有刺毛，二月華如杏，四月實如酸棗，赤，五月采實（《御覽》）。

《名醫》曰：一名雞足，一名魃實。生漢中及琅邪、宛朐、東海承縣。九月、十月采實，陰乾。

紫葳

味酸（《御覽》作鹹），微寒。主婦人產乳餘疾，崩中，癥瘕，血閉，寒熱羸瘦，養胎。生川谷。

《吴普》曰：紫葳，一名武威，一名瞿麥，一名陵居腹，一名鬼目，一名茇華。神農、雷公酸；岐伯辛；扁鵲苦、鹹；黄帝甘，無毒。如麥根黑。正月、八月采。或生眞定（《御覽》）。

《名醫》曰：一名陵苕，一名茇華。生西海及山陽。

案《廣雅》云：茈葳，陵苕，蘧麥也。《爾雅》云：苕，陵苕。郭璞云：一名陵時。《本艸》云：又黃華蕙，白華茇。郭璞云：苕、華，色異，名亦不同。《毛詩》云：苕之華。《傳》云：苕，陵苕也。《范子計然》云：紫葳，出三輔。李當之云：是瞿麥根。据李說與《廣雅》合。而《唐本》注引《爾雅》注有一名陵霄四字，謂即陵霄華，陸璣以爲鼠尾，疑皆非，故不采之。

豬苓

味甘，平。主痎瘧，解毒蠱注（《御覽》作蛀），不祥，利水道。久服輕身耐老（《御覽》作能老）。一名猳豬屎。生山谷。

《吳普》曰：豬苓，神農甘，雷公苦、無毒（《御覽》引云：如茯苓，或生宛朐，八月采）。

《名醫》曰：生衡山及濟陰宛朐，二月、八月采，陰乾。

案《莊子》云：豕零。司馬彪注作豕囊，云：一名豬苓，根似豬卵，可以治渴。

白棘

味辛，寒。主心腹痛，癰腫潰膿，止痛。一名棘鍼。生川谷。

《名醫》曰：一名棘刺。生雍州。

案《說文》云：棘，小棗叢生者。《爾雅》云：髦顛棘。孫炎云：一名白棘。李當之云：此是酸棗樹鍼，今人用天門冬苗代之，非是眞也。案經云：天門冬，一名顛勒。勒、棘，聲相近，則今人用此，亦非無因也。

龍眼

味甘，平。主五臧邪氣，安志厭食。久服强魂，聰明，輕身，不老，通神明。一名益智。生山谷。

《吳普》曰：龍眼，一名益智。《要術》一名比目（《御覽》）。

《名醫》曰：其大者，似檳榔，生南海松樹上，五月采，陰乾。

案《廣雅》云：益智，龍眼也。劉逵注《吳都賦》云：龍眼，如荔枝而小，圓如彈丸，味甘，勝荔枝，蒼梧、交趾、南海、合浦，皆獻之，山中人家亦種之。

松羅

味苦，平。主瞋怒邪氣，止虛汗、頭風，女子陰寒、腫病。一名女蘿。生山谷。

《名醫》曰：生熊耳山。

案《廣雅》云：女蘿，松蘿也。《毛詩》云：蔦與女蘿。《傳》云：女蘿、菟絲，松蘿也。陸璣云：松蘿，白蔓松上，枝正青，與兔絲異。

衛矛

味苦，寒。主女子崩中下血，腹滿汗出，除邪，殺鬼毒蠱注。一名鬼箭。生山谷。

《吳普》曰：鬼箭，一名衛矛。神農、黃帝、桐君苦，無毒。葉如桃如羽，正月、二月、七月采，陰乾。或生野田（《御覽》）。

《名醫》曰：生霍山，八月采，陰乾。

案《廣雅》云：鬼箭，神箭也。陶弘景云：其莖有三羽，狀如箭羽。

合歡

味甘，平。主安五臧，利心志（《蓺文類聚》作和心志，《御覽》作和心氣）。令人歡樂無憂。久服輕身，明目，得所欲。生山谷。

《名醫》曰：生益州。

案《唐本》注云：或曰合昏，歡、昏，音相近。《日華子》云：夜合。

右，木中品，一十七種，舊同。

白馬莖

味鹹，平。主傷中脈絶，陰不起，强志益氣，長肌肉，肥健生子。眼，主驚癇，腹滿瘧疾，當殺用之。懸蹄，主驚邪，瘈瘲，乳難，辟惡氣、鬼毒蠱注、不祥。生平澤。

《名醫》曰：生雲中。

鹿茸

味甘，溫，主漏下惡血，寒熱，驚癇，益氣强志，生齒不老。角，主惡創癰腫，逐邪惡氣，畱血在陰中。

《名醫》曰：茸，四月、五月解角時取，陰乾，使時躁。角，七月采。

牛角鰓

下閉血，瘀血，疼痛，女人帶下血。髓，補中，塡骨髓。久服增年。膽，可丸藥。

案《說文》云：鰓，角中骨也。

羖羊角

味鹹，溫。主青盲，明目，殺疥蟲，止寒洩，辟惡鬼虎狼，止驚悸。久服安心益氣，輕身。生川谷。

《名醫》曰：生河西，取無時。

案《說文》云：羖，夏羊，牡曰羖。《爾雅》云：羊牝，羖。郭璞云：今人便以牂、羖，爲黑白羊名。

牡狗陰莖

味鹹，平。主傷中，陰痿不起，令强、熱、大、生子，除女子帶下十二疾。一名狗精。膽，主明目（《名醫》曰：六月上伏取，陰乾百日）。

麢羊角

味鹹，寒。主明目，益氣，起陰，去惡血注下，辟蠱毒惡鬼不祥，安心氣，常不厭寐。生川谷。

《名醫》曰：生石城及華陰山，采無時。

案《說文》云：麢，大羊而細角。《廣雅》云：美皮，泠角。《爾雅》云：麢，大羊。郭璞云：麢羊，似羊而大，角圓鋭，好在山崖閒。陶弘景云：《爾雅》名羱羊。据《說文》云：莧，山羊細角也。《爾雅》云：羱，如羊。郭璞云：羱，似吳羊而大角。角橢，出西方。莧，卽羱正字。然《本經》羚字，實麢字俗寫，當以麢爲是。

《爾雅》釋文引本艸作麢。

犀角

味苦，寒。主百毒蟲注，邪鬼、障氣，殺鉤吻、鴆羽、蛇毒，除不迷惑厭寐。久服輕身。生山谷。

《名醫》曰：生永昌及益州。

案《說文》云：犀，南徼外牛，一角在鼻，一角在頂，似豕。《爾雅》云：犀，似豕。郭璞云：形似水牛，豬頭大腹；庳腳，腳有三蹄，黑色；三角，一在頂上，一在鼻上，一在額上。鼻上者，卽食角也。小而不橢，好食棘。亦有一角者。《山海經》云：琴鼓之山，多白犀。郭璞云：此與辟寒、蠲忿、辟塵、辟暑諸犀，皆異種也。《范子計然》云：犀角，出南郡，上價八千，中三千，下一千。

右，獸中品，七種，舊同。

燕屎

味辛，平。主蠱毒鬼注，逐不祥邪氣，破五癃，利小便。生平谷。

《名醫》曰：生高山。

案《說文》云：燕，玄鳥也。籋口，布翄，枝尾。象形。作巢避戊己。乙，玄鳥也。齊魯謂之乙，取其名自呼，象形。或作鳦。《爾雅》云：燕鳦。《夏小正》云：二月來降，燕乃睇。《傳》云：燕，乙也。九月，陟玄鳥蟄。《傳》云：玄鳥者，燕也。

天鼠屎

味辛，寒。主面癰腫，皮膚洗洗時痛，腸中血氣，破寒熱積聚，除驚悸。一名鼠沄，一名石肝。生山谷。

《名醫》曰：生合浦，十月、十二月取。

案李當之云：即伏翼屎也。李云：天鼠，《方言》一名儒鼠。案今本《方言》云：或謂之老鼠，當爲天字之誤也。

右，禽中品，二種，舊同。

蝟皮

味苦，平。主五痔陰蝕，下血，赤白五色，血汁不止，陰腫、痛引腰背。酒煮殺之。生川谷。

《名醫》曰：生楚山田野，取無時。

案《說文》云：彙，似豪豬者，或作蝟。《廣雅》云：虎王，蝟也。《爾雅》云：彙，毛刺。郭璞云：

今謂狀似鼠。《淮南子·說山訓》云：鵲矢中蝟。

露蜂房

味苦，平。主驚癇，瘈瘲，寒熱邪氣，癲疾，鬼精蠱毒，腸痔。火熬之，良。一名蜂腸。生山谷。

《名醫》曰：一名百穿，一名蜂勳。生牂柯。七月七日采，陰乾。

案《淮南子·氾論訓》云：蜂房不容卵。高誘云：房巢也。

鼈甲

味鹹，平。主心腹癥瘕堅積，寒熱，去痞、息肉、陰蝕、痔、惡肉。生池澤。

《名醫》曰：生丹陽，取無時。

案《說文》云：鼈，甲蟲也。

蟹

味鹹，寒。主胸中邪氣、熱結痛，喎僻面腫。敗漆燒之，致鼠。生池澤。

《名醫》曰：生伊洛諸水中，取無時。

案《說文》云：蟹，有二敖八足，旁行，非蛇鱓之穴無所庇。或作蠏，蛫蟹也。《荀子・勸學篇》云：蟹，六跪而二螯，非蛇蟺之穴無所寄託。《廣雅》云：蜅蠏，蛫也。《爾雅》云：蝟蠌，小者蟧。郭璞云：或曰即蟚蝟也，似蠏而小。

柞蟬

味鹹，寒。主小兒驚癇、夜啼，癲病，寒熱。生楊柳上。

《名醫》曰：五月采，蒸，乾之。

案《說文》云：蟬，以旁鳴者。蜩，蟬也。《廣雅》云：蜻蛣，蟬也；復育，蛻也。舊作蚱蟬。《別錄》云：蚱者，鳴蟬也。殼，一名楛蟬。又名伏蜟。案蚱即柞字。《周禮・攷工記》云：侈則柞。鄭玄云：柞，讀爲咋咋然之咋，聲大外也。《說文》云：諎，大聲也。音同柞，今据作柞。柞蟬，即五月鳴蜩之蜩。《夏小正》云：五月良蜩鳴。《傳》：良蜩也，五采具。《爾雅》云：蜩，蜋蜩。《毛詩》云：如蜩。《傳》云：蜩，蟬也。《方言》云：楚謂之蜩，宋衛之閒謂之螗蜩陳鄭之閒謂之蜋蜩，秦晉之閒謂之蟬，海岱之閒謂之蜻。《論衡》云：蟬，生於復育，開背而出。而《玉篇》云：蚱蟬，七月生。陶弘景：音蚱作笮，云：瘂蟬，是爲《月令》之寒蟬，《爾雅》所云蜺矣，《唐本》注非之也。

蠐螬

味鹹，微溫。主惡血，血瘀（《御覽》作血瘴），痹氣，破折，血在脇下堅滿痛，月閉，目中淫膚，青翳白膜。

一名蟦蠐。生平澤。

《名醫》曰：一名蜰齊，一名教齊。生河内人家積糞艸中，取無時。反行者良。

案《說文》云：齏，齏蠹也；蝤，蝤齏也；蝎，蝤齏也。《廣雅》云：蛭蛒，蚉蠾，地蠶，蠹蟦，蟦螬。《爾雅》云：蟦，蠐螬。郭璞云：在糞土中。又蝤蠐，蝎。郭璞云：在木中。今雖通名蝎，所在異。又蝎，蛣蝠。郭璞云：木中蠹蟲。蝎，桑蠹，郭璞云：即拮掘。《毛詩》云：領如蝤蠐。《傳》云：蝤蠐，蝎蟲也。《方言》云：蟦螬，謂之蟦。自關而東，謂之蝤蟦，或謂之蚉蠋，或謂之蝖轂；梁益之閒，謂之蛒，或謂之蝎，或謂之蛭蛒；秦晉之閒謂之蠹，或謂之天螻。《列子·天瑞篇》云：烏足根爲蠐螬。《博物志》云：蠐螬以背行，快於足用。《說文》無蟦字，當借蜰爲之。聲相近，字之誤也。

烏賊魚骨

味鹹，微溫。主女子漏下，赤白經汁，血閉，陰蝕，腫痛，寒熱，癥瘕，無子。生池澤。

《名醫》曰：生東海，取無時。

案《說文》云：鰂，烏鰂，魚名，或作鯽。左思賦有烏賊。劉逵注云：烏賊魚，腹中有墨。陶弘景云：
此是鷃烏所化作，今其口腳具存，猶相似爾。

白僵蠶

味鹹。主小兒驚癇夜啼，去三蟲，滅黑皯，令人面色好，男子陰瘍病。生平澤。

《名醫》曰：生潁川，四月取自死者。

案《說文》云：蠶，任絲也。《淮南子·說林訓》云：蠶，食而不飲，二十二日而化。《博物志》云：
蠶三化，先孕而後交。不交者亦生子，子後爲蜸，皆無眉目，易傷，收采亦薄。《玉篇》作蠦蠶。正當爲僵，
舊作殭，非。

鮀魚甲

味辛，微溫，主心腹癥瘕，伏堅，積聚，寒熱，女子崩中，下血五色，小腹陰中相引痛，創疥死肌。生池澤。

《名醫》曰：生南海，取無時。

案《說文》云：鱓，魚名，皮可爲鼓。鼉，水蟲，似蜥易，長大。陶弘景云：鮀，卽鼉甲也。

㮕雞

味苦，平，主心腹邪氣，陰痿，益精强志，生子，好色，補中，輕身。生川谷。

《名醫》曰：生河内㮕樹上，七月采，暴乾。

案《廣雅》云：㮕鳩，㮕雞也。《爾雅》云：螒，天雞。李巡云：一名酸雞。郭璞云：小蟲，黑身赤頭，一名莎雞，又曰㮕雞。《毛詩》云：六月莎雞振羽。陸璣云：莎雞，如蝗而班色，毛翅數重，其翅正赤，或謂之天雞。六月中飛而振羽，索索作聲，幽州人謂之蒲錯是也。

活蝓

味鹹，寒。主賊風喎僻，軼筋及脱肛，驚癇攣縮。一名陵蠡。生池澤。

《名醫》曰：一名土蝸，一名附蝸。生大山及陰地沙石垣下，八月取。

案《說文》云：蝓，虒蝓也。嬴，一名虒蝓。《廣雅》云：蠡嬴，蝸牛，螔蝓也。《中山經》云：青要之山，是多僕纍。郭璞云：僕纍，蝸牛也。《周禮·鼈人》：祭祀供嬴。鄭云：嬴，螔蝓。《爾雅》云：蚹嬴，螔蝓。郭璞云：卽蝸牛也。《名醫》曰：別出蝸牛條，非。舊作蛞，《說文》所無。据《玉篇》云：蛞，蛞東，知卽活東異文，然則當爲活。

石龍子

味鹹，寒。主五癃邪結氣，破石淋，下血，利小便水道。一名蜥易。生川谷。

《吳普》曰：石龍子，一名守宮，一名石蜴，一名石龍子（《御覽》）。

《名醫》曰：一名山龍子，一名守宮，一名石蜴。生平陽及經山石閒。五月取，著石上，令乾。

案《說文》云：蜥，蟲之蜥易也。易，蜥易。蝘蜓，守宮也，象形。蝘，在壁曰蝘蜓，在艸曰蜥易。或作蝘。蚖，榮蚖，蛇醫以注鳴者。《廣雅》云：蛤解，蠦蠌，蚵蠪，蜇蜴也。《爾雅》云：蠑螈，蜥蜴；蜥蜴，蝘蜓；蝘蜓，守宮也。《毛詩》云：胡爲虺蜴。《傳》云：蜴，螈也。陸璣云：虺蜴，一名蠑螈，蜴也，或謂之蛇醫，如蜥蜴，青綠色，大如指，形狀可惡。《方言》云：守宮，秦、晉、西夏謂之守宮，或謂之蠦蠌，或謂之蜥易，其在澤中者謂之易蜴；南楚謂之蛇醫，或謂之蠑螈；東齊、海岱謂之螔𧏙；北燕謂之祝蜓；桂林之中，守宮大者而能鳴，謂之蛤解。

木䖟

味苦，平。主目赤痛，眥傷淚出，瘀血血閉，寒熱酸㽹，無子。一名魂常。生川澤

《名醫》曰：生漢中，五月取。

案《說文》云：蝱，齧人飛蟲。《廣雅》云：蠠䗈，蝱也，此省文。《淮南子·齊俗訓》云：水蠆為蟌莣。

高誘云：青蛉也。又《說山訓》云：虻，散積血。

蜚虻

味苦，微寒。主逐瘀血，破下血積、堅痞癥瘕、寒熱，通利血脈及九竅。生川谷。

《名醫》曰：生江夏，五月取，腹有血者良。

蜚廉

味鹹，寒。主血瘀（《御覽》引云：逐下血）、癥堅、寒熱，破積聚，喉咽痹，內寒，無子。生川澤。

《吳普》曰：蜚廉蟲，神農、黃帝云：治婦人寒熱（《御覽》）。

《名醫》曰：生晉陽及人家屋間，立秋采。

案《說文》云：蜰，盧，蜰也。蠦，臭蟲，負蠜也。蠜，自蠜也。《廣雅》云：飛蟅，飛蠊也。《爾雅》云：

蜚蠦，蜰。郭璞云：即負盤臭蟲。《唐本》注云：漢中人食之下氣，名曰石薑，一名盧蜰，一名負盤。舊作蠊，

據邢昺疏引此作廉。

䗪蟲

味鹹，寒。主心腹寒熱洗洗，血積癥瘕，破堅，下血閉。生子大良。一名地鼈。生川澤。

《吳普》曰：䗪蟲，一名土鼈（《御覽》）。

《名醫》曰：一名土鼈。生河東及沙中、人家牆壁下、土中溼處，十月暴乾。

案《說文》云：蟅，蟲屬。蠜，𠂤蠜也。《廣雅》云：負蠜，蟅也。《爾雅》云：草蟲，負蠜。郭璞云：常羊也。《毛詩》云：喓喓草蟲。《傳》云：草蟲，常羊也。陸璣云：小大長短如蝗也。奇音，靑色，好在茅草中。

伏翼

味鹹，平。主目瞑，明目，夜視有精光。久服令人熹樂，媚好無憂。一名蝙蝠。生川谷（舊作禽部，今移）。

《吳普》曰：伏翼，或生人家屋閒。立夏後，陰乾，治目冥，令人夜視有光（《蓺文類聚》）。

《名醫》曰：生太山及人家屋閒。立夏後采，陰乾。

案《說文》云：蝙，蝙蝠也；蝠，蝙蝠，服翼也。《廣雅》云：伏翼，飛鼠，僊鼠，蚨蠌也。《爾雅》云：蝙蝠，服翼。《方言》云：蝙蝠，自關而東謂之伏翼，或謂之飛鼠，或謂之老鼠，或謂之僊鼠；自關而西，秦隴之閒謂之蝙蝠，北燕謂之蟙蠌。李當之云：卽天鼠。

右，蟲、魚中品，一十七種，舊十六種。攷禽部伏翼宐入此。

梅實

味酸，平。主下氣，除熱、煩滿，安心，肢體痛，偏枯不仁，死肌，去青黑志，惡疾。生川谷。

《吳普》曰：梅實（《大觀本艸》作核），明目，益氣（《御覽》）不飢（《大觀本艸》引《吳氏本艸》）。

《名醫》曰：生漢中，五月采，火乾。

案《說文》云：䔉，乾梅之屬，或作藔。某，酸果也。以梅爲柟。《爾雅》云：梅柟。郭璞云：似杏，實酢，是以某注梅也。《周禮·籩人》：饋食籩，其實乾䔉。鄭云：乾䔉，乾梅也。有桃諸、梅諸，是其乾者。《毛詩》疏云：梅暴爲腊，羹臛韲中，人含之，以香口（《大觀本艸》）。

右，果中品，一種，舊同。

大豆黃卷（赤小豆）

味甘，平。主溼痹，筋攣，厀痛。生大豆，塗癰腫；煮汁飲殺鬼毒，止痛。赤小豆，主下水，排癰腫膿血。生平澤。

《吳普》曰：大豆黃卷，神農、黃帝、雷公無毒。采無時。去面䵟。得前胡、烏喙杏子、牡厲、天雄、鼠屎，共蜜和，佳。不欲海藻、龍膽。此法，大豆初出黄土芽是也。生大豆，神農、岐伯生、熟，寒。九月采，殺烏豆毒，並不用玄參。赤小豆，神農、黄帝鹹；雷公甘。九月采（《御覽》）

《名醫》曰：生大山，九月采。

案《說文》云：尗，豆也，象豆生之形也；荅，小尗也。藿，尗之少也。《廣雅》云：大豆，尗也；小豆，荅也；豆角，謂之莢；其葉，謂之藿。《爾雅》云：戎叔，謂之荏叔。孫炎云：大豆也。

粟米

味鹹，微寒。主養腎氣，去胃、脾中熱，益氣。陳者味苦，主胃熱，消渴，利小便（《大觀本艸》作黑字，据《吳普》增）。

《吳普》曰：陳粟，神農、黄帝苦，無毒。治脾熱、渴。粟，養腎氣（《御覽》）。

案《說文》云：粟，嘉穀實也。孫炎注《爾雅》粢稷云：粟也，今關中人呼小米爲粟米，是。

黍米

味甘，溫。主益氣補中，多熱、令人煩（《大觀本》作黑字，据《吳普》增）。

《吳普》曰：黍，神農甘，無毒。七月取，陰乾。益中補氣（《御覽》）。

案《說文》云：黍，禾屬而黏者。以大暑而種，故謂之黍。孔子曰：黍可爲酒，禾入水也。《廣雅》云：

粢，黍稻，其采謂之禾。《齊氏要術》引《氾記勝之書》曰：黍，忌丑。又曰：黍，生於巳，壯於酉，長於戌，老於亥，死於丑，惡於丙午，忌於丑寅卯。按黍，卽穈之種也。

右，米、穀中品，三種，舊二種。大、小豆爲二，無粟米、黍米。今增。

蓼實

味辛，溫。主明目溫中，耐風寒，下水氣，面目浮腫，癰瘍。馬蓼，去腸中蛭蟲，輕身。生川澤。

《吳普》曰：蓼實，一名天蓼，一名野蓼，一名澤蓼（《蓺文類聚》）。

《名醫》曰：生雷澤。

案《說文》云：蓼，辛菜，薔虞也。薔，薔虞蓼。《廣雅》云：葒，蘢，蘋，馬蓼也。《爾雅》云：薔虞，蓼。郭璞云：虞蓼，澤蓼。又葒，蘢古。其大者，蘬。郭璞云：俗呼葒艸爲蘢鼓，語轉耳。《毛詩》云：隰有游龍。《傳》云：龍，紅艸也。陸璣云：一名馬蓼，葉大而赤色，生水中，高丈餘，又以蕣荼蓼。《傳》云：蓼，水艸也。

葱實（䪥）

味辛，溫。主明目，補中不足。其莖可作湯，主傷寒寒熱，出汗，中風，面目腫。䪥，味辛，溫，主金創，創敗。輕身，不飢，耐老。生平澤。

《名醫》曰：生魯山。

案《說文》云：䪥，菜也，葉似韭。《廣雅》云：韭，䪥，蕎，其華謂之菁。《爾雅》云：䪥，鴻薈。郭璞云：即䪥菜也。又，勁山䪥。陶弘景云：葱、䪥異物，而今共條。《本經》既無韭，以其同類故也。

水蘇

味辛，微溫。主下氣，辟口臭，去毒，辟惡。久服通神明，輕身，耐老。生池澤。

《吳普》曰：芥葅，一名水蘇，一名勞祖（《御覽》）。

《名醫》曰：一名雞蘇，一名勞祖，一名芥葅，一名芥苴。生九眞，七月采。

案《說文》云：蘇，桂荏也。《廣雅》云：芥葅，水蘇也。《爾雅》云：蘇，桂，荏。郭璞云：蘇，荏類，故名桂荏。《方言》云：蘇，亦荏也。關之東西或謂之蘇，或謂之荏；周鄭之閒謂之公蕡；沅湘之南謂之䓇；其小者謂之蘸菜。按蘸菜，即香薷也。亦名香菜。《名醫》別出香薷條，非。今紫蘇、薄荷等，皆蘇類也。《名醫》俱別出之。

右，菜中品，三種，舊四種。攷葱實，宜與䪥同條，今并假蘇，宜入艸部。

神農本艸經卷第三

吳普等述　孫星衍 馮翼 同輯

下經

下藥一百二十五種爲左使。主治病以應地。多毒，不可久服。欲除寒熱邪氣、破積聚、愈疾者，本下經。

石灰　礜石　鉛丹　粉錫（錫鏡鼻）　代赭　戎鹽（大鹽、鹵鹽）　白堊

冬灰　青琅玕（石，玉，石下品，九種，舊一十二種。）

附子　烏頭　天雄　半夏　虎掌　鳶尾　大黃　亭歷

桔梗　莨蕩子　艸蒿　旋復華　藜蘆　鉤吻　射干　蛇合

恒山　蜀漆　甘遂　白斂　青葙子　雚菌　白及　大戟

澤漆　茵芋　貫眾　蕘華　牙子　羊躑躅　商陸　羊蹄

萹蓄　狼毒　白頭翁　鬼臼　羊桃　女青　連翹　蘭茹

烏韭　鹿藿　蚤休　石長生　陸英　藎艸　牛扁　夏枯艸

芫華（右，艸下品，四十九種，舊四十八種。）

巴豆　蜀茮　皁莢　柳華　楝實　郁李仁　莽艸　雷丸

桐葉　梓白皮　石南　黃環　溲疏　鼠李　藥實根　欒華

蔓椒（右，木下品，一十七種，舊一十八種。）

豚卵　麋脂　鼺鼠　六畜毛蹄甲（右，獸下品，四種，舊同。）

蝦蟇　馬刀　蛇蛻　邱蚓　蠮螉　吳蚣　水蛭　班苗

貝子　石蠶　雀甕　蜣蜋　螻蛄　馬陸　地膽　鼠婦

熒火　衣魚（右，蟲、魚下品，一十八種，舊同。）

桃核仁　杏核仁（右，果下品，二種，舊同。）

腐婢（右，米、穀下品，一種，舊同。）

苦瓠　水靳（右，菜下品，二種，舊同。）

彼子（右，一種，未詳。）

石灰

味辛，溫。主疽瘍，疥搔，熱氣，惡創，癩疾，死肌，墮眉，殺痔蟲，去黑子息肉。一名惡疢。生山谷。

《名醫》曰：一名希疢。生中山。

按惡灰，疑當爲堊灰。希、石，聲之緩急。

礜石

味辛，大熱。主寒熱，鼠瘻，蝕創，死肌，風痹，腹中堅。一名青分石，一名立制石，一名固羊石（《御覽》引云：除熱，殺百獸。《大觀本》作黑字）。出山谷。

《吳普》曰：白礜石，一名鼠鄉。神農、岐伯辛，有毒；桐君有毒；黃帝甘，有毒。李氏云：或生魏興，或生少室，十二月采（《御覽》引云：一名太白，一名澤乳，一名食鹽。又云：李氏大寒，主溫熱）。

《名醫》曰：一名白礜石，一名太白石，一名澤乳，一名食鹽。生漢中及少室，采無時。

案《說文》云：礜，毒石也，出漢中。《西山經》云：皋塗之山，有白石焉，其名曰礜，可以毒鼠。《范子計然》云：礜石，出漢中，色白者善。《淮南子·地形訓》云：白天九百歲生白礜。高誘云：白礜，礜石也。又《說林訓》云：人，食礜石而死；蠶，食之而肥。高誘云：礜石，出陰山。一曰能殺鼠。案《西山經》云：

毒鼠，即治鼠瘻也。

鉛丹

味辛，微寒，主土逆胃反，驚癇瘨疾，除熱下氣。鍊化還成九光。久服通神明（《御覽》引作吐下，云：久服成僊）。生平澤。

《名醫》曰：一名鉛華。生蜀郡。

案《說文》云：鉛，青金也。陶弘景云：即今熬鉛所作黃丹也。

粉錫（錫鏡鼻）

味辛，寒。主伏尸毒螫，殺三蟲。一名解錫。錫鏡鼻，主女子血閉，癥瘕，伏腸，絶孕。生山谷（舊作二種，今并）。

《名醫》曰：生桂陽。

案《說文》云：錫，銀、鉛之閒也。

代赭

味苦，寒。主鬼注、賊風、蠱毒，殺精物惡鬼，腹中毒邪氣，女子赤沃漏下。一名須丸。生山谷。

《名醫》曰：一名血師，生齊國，赤紅青色如雞冠，有澤。染爪甲，不渝者良。采無時。

案《說文》云：赭，赤土也。《北山經》云：少陽之山，其中多美赭。《管子·地數篇》云：山上有赭者，其下有鐵。《范子計然》云：石赭，出齊郡，赤色者善；蜀赭，出蜀郡。据《元和郡縣志》云少陽山在交城縣，其地近代也。

戎鹽（大鹽、鹵鹽）

主明目、目痛，益氣，堅肌骨，去毒蠱。大鹽，令人吐（《御覽》引云：主腸胃結熱。《大觀本》作黑字）。鹵鹽，味苦，寒，主大熱，消渴狂煩，除邪及下蠱毒，柔肌膚（《御覽》云：一名寒石，明目益氣）。生池澤（舊作三種，今并）。

《名醫》曰：戎鹽，一名胡鹽。生胡鹽山，及西羌、北地、酒泉、福祿城東南角。北海，青；南海，赤。十月采。大鹽，生邯鄲，又河東。鹵鹽，生河東鹽池。

案《說文》云：鹽，鹹也。古者宿沙初作煮海鹽。鹵，西方鹹地也。从西省，象鹽形，安定有鹵縣。東方謂之斥，西方謂之鹵鹽。河東鹽池，袤五十一里，廣七里，周百十六里。《北山經》云：景山南望鹽販之澤。

郭璞云：即解縣鹽池也，今在河東猗氏縣。案在山西安邑運城。

白堊

味苦，溫。主女子寒熱，癥瘕，目閉，積聚。生山谷。

《吳普》曰：白堊，一名白蟮（《一切經音義》）。

《名醫》曰：一名白善。生邯鄲，采無時。

案　《說文》云：堊，白涂也。《中山經》云：葱聾之山，是多白堊。

冬灰

味辛，微溫。主黑子，去肬、息肉、疽蝕、疥搔。一名藜灰。生川澤。

《名醫》曰：生方谷。

青琅玕

味辛，平。主身痒，火創，癰傷，疥搔，死肌。一名石珠。生平澤。

《名醫》曰：一名青珠，生蜀郡，采無時。

案《說文》云：琅玕似珠者，古文作𤨜。《禹貢》云：雍州貢璆琳琅玕。鄭云：琅玕，珠也。

右，玉、石下品，九種，舊一十二種，粉錫、錫鏡鼻爲二，戎鹽、大鹽、鹵鹽爲非三攷當各爲一。

附子

味辛，溫。主風寒欬逆邪氣，溫中，金創，破癥堅積聚，血瘕，寒溼踒（《御覽》作痿躄），拘攣，厀痛不能行步（《御覽》引云：爲百藥之長。《大觀本》作黑字）。生山谷。

《吳普》曰：附子，一名茛。神農辛；岐伯、雷公甘，有毒；李氏苦，有毒，大溫。或生廣漢，八月采。皮黑，肥白（《御覽》）。

《名醫》曰：生楗爲及廣漢東。月采爲附子，春采爲烏頭（《御覽》）。

案《范子計然》云：附子，出蜀武都中，白色者善。

烏頭

味辛，溫。主中風、惡風洗洗，出汗，除寒溼痹，欬逆上氣，破積聚、寒熱。其汁煎之名射罔，殺禽獸。一名奚毒，一名卽子，一名烏喙。生山谷。

《吳普》曰：烏頭，一名茛，一名千狄，一名毒公，一名卑負（《御覽》作果負），一名耿子。神農、雷公、桐君、黄帝甘，有毒。正月始生，葉厚，莖方，中空，葉四四相當，與蒿相似。

又云：烏喙，神農、雷公、桐君、黄帝有毒，李氏小寒。十月采，形如烏頭，有兩岐相合，如烏之喙，名曰烏喙也。所畏、惡、使，盡與烏頭同。一名萴子，一名莨。神農、岐伯有大毒；李氏大寒。八月采，陰乾。是附子角之大者，畏、惡與附子同（《御覽》《大觀本》節文）。

《名醫》曰：生朗陵。正月、二月采，陰乾。長三寸已上爲天雄。

案《說文》云：萴，烏喙也。《爾雅》云：芨，堇艸。郭璞云：即烏頭也，江東呼爲堇。《范子計然》云：烏頭，出三輔，中白者善。《國語》云：驪姬置堇于肉。韋昭云：堇，烏頭也。《淮南子·主術訓》云：莫凶于雞毒。高誘云：雞毒，烏頭也。按雞毒，即奚毒；即子，即萴子側子也。《名醫》別出側子條，非。

天雄

味辛，溫，主大風，寒溼痹，瀝節痛，拘攣緩急，破積聚，邪氣，金創，强筋骨，輕身健行。一名白幕（《御覽》引云：長陰氣，强志，令人武勇，力作不倦。《大觀本》作黑字）。生山谷。

《名醫》曰：生少室，二月采根，陰乾。

案《廣雅》云：藮，奚毒，附子也。一歲爲萴子，二歲爲烏喙，三歲爲附子，四歲爲烏頭，五歲爲天雄。《淮南子·繆稱訓》云：天雄，烏喙，藥之凶毒也。良醫以活人。

半夏

味辛，平。主傷寒寒熱，心下堅，下氣，喉咽腫痛，頭眩胸張，欬逆腸鳴，止汗。一名地文，一名水玉（已上八字，元本黑）。生川谷。

《吳普》曰：半夏，一名和姑，生微邱，或生野中。葉三三相偶，二月始生，白華，圓，上（《御覽》）。

《名醫》曰：一名示姑。生槐里，五月、八月采根，暴乾。

案《月令》云：二月半夏生。《范子計然》云：半夏，出三輔。色白者善。《列僊傳》云：赤松子服水玉以教神農。疑卽半夏別名。

虎掌

味苦，溫。主心痛寒熱，結氣，積聚，伏梁，傷筋，痿，拘緩，利水道。生山谷。

《吳普》曰：虎掌，神農、雷公苦，無毒；岐伯、桐君辛，有毒。立秋九月采之（《御覽》引云：或生太山，或宛朐）。

《名醫》曰：生漢中及宛朐，二月、八月采，陰乾。

案《廣雅》云：虎掌，瓜屬也。

鳶尾

味苦，平。主蠱毒邪氣，鬼注，諸毒，破癥瘕積聚，去水，下三蟲。生山谷。

《吳普》曰：鳶尾，治蠱毒（《御覽》）。

《名醫》曰：一名烏園。生九疑山，五月采。

案《廣雅》云：鳶尾，烏萐，射干也（疑當作鳶尾，烏園也；烏翣，射干也。是二物）。《唐本》注云：與射干全別。

大黃

味苦，寒。主下瘀血，血閉，寒熱，破癥瘕積聚，留飲宿食，蕩滌腸胃，推陳致新，通利水穀（《御覽》此下有道字），調中化食，安和五臧。生山谷。

《吳普》曰：大黃，一名黃良，一名火參，一名膚如。神農、雷公苦，有毒；扁鵲苦，無毒；李氏小寒。爲中將軍。或生蜀郡北部，或隴西。二月華生，生黃赤葉，四四相當，黃莖高三尺許；三月華黃；五月實黑。三月采根，根有黃汁，切，陰乾（《御覽》）。

《名醫》曰：一名黃良，生河西及隴西。二月、八月采根，火乾。

案《廣雅》云：黃良，大黃也。

亭歷（舊作葶藶，《御覽》作亭歷）

味辛，寒，主癥瘕，積聚，結氣，飲食，寒熱，破堅。一名大室，一名大適。生平澤及田野。

《名醫》曰：一名下歷，一名蕇蒿。生藁城。立夏後采實，陰乾，得酒良。

案《說文》云：蕇，亭歷也。《廣雅》云：狗薺、大室，亭藶也。《爾雅》云：蕇，亭歷。郭璞云：實、葉皆似芥。《淮南子·繆稱訓》云：亭歷愈張。《西京雜記》云：亭歷死於盛夏。

桔梗

味辛，微溫。主胸脇痛如刀刺，腹滿，腸鳴幽幽，驚恐悸氣（《御覽》引云：一名利如。《大觀本》作黑字）。生山谷。

《吳普》曰：桔梗，一名符扈，一名白藥，一名利如，一名梗艸，一名盧如。神農、醫和苦，無毒；扁鵲、黃帝鹹；岐伯、雷公甘，無毒；李氏大寒。葉如薺苨，莖如筆管，紫赤。二月生（《御覽》）。

《名醫》曰：一名利如，一名房圖，一名白藥，一名梗艸，一名薺苨。生嵩高及宛朐。二、八月采根，暴乾。

案《說文》云：桔，桔梗，藥名。《廣雅》云：犂如，桔梗也。《戰國策》云：今求柴胡，及之睪黍梁父之陰，則郄車而載耳。桔梗于沮澤，則累世不得一焉。《爾雅》云：苨，菧苨。郭璞云：薺苨。据《名醫》

云：是此別名，下又出薺苨條，非，然陶弘景亦別爲二矣。

莨蕩子

味苦，寒。主齒痛出蟲，肉痹拘急，使人健行，見鬼。多食令人狂走。久服輕身，走及奔馬，强志，益力，通神。一名橫唐。生川谷。

《名醫》曰：一名行唐。生海濱及雍州，五月采子。

案《廣雅》云：葱萍，蕳薚也。陶弘景云：今方家多作狼蓎。舊作菪。案《說文》無菪、蓎字。《史記·淳于意傳》云：菑川王美人懷子而不乳，飲以莨薚藥一撮。《本艸圖經》引作浪蕩，是。

艸蒿

味苦，寒。主疥搔、痂痒、惡創，殺蝨，留熱在骨節間，明目。一名青蒿，一名方潰。生川澤。

《名醫》曰：生華陰。

案《說文》云：蒿，菣也；菣，香蒿也。或作藍。《爾雅》云：蒿菣。郭璞云：今人呼青蒿香中炙啖者爲菣。《史記·司馬相如傳》：菴蕳。注《漢書音義》曰：菴蕳，蒿也。陶弘景云：即今青蒿。

旋復華

味鹹，溫。主結氣、脇下滿，驚悸，除水，去五臧間寒熱，補中下氣。一名金沸艸，一名盛椹。生川谷。

《名醫》曰：一名戴椹。生平澤。五月采華，日乾，二十日成。

案《說文》云：蕧，盜庚也。《爾雅》云：蕧，盜庚。郭璞云：旋復似菊。

藜蘆（《御覽》作梨蘆）

味辛，寒。主蠱毒，欬逆，洩利，腸澼，頭瘍，疥搔，惡創，殺諸蠱毒，去死肌。一名葱苒。生山谷。

《吳普》曰：藜蘆，一名葱葵，一名豐蘆，一名蕙葵（《御覽》引云：一名山葱，一名公苒）。神農、雷公辛，有毒（《御覽》引云：黃帝有毒）；岐伯鹹，有毒；李氏太寒，大毒；扁鵲苦，有毒，大寒。葉、根小相連（《御覽》引云：二月采根）。

《名醫》曰：一名葱菼，一名山葱。生太山，三月采根，陰乾。

案《廣雅》云：藜蘆，葱蒳也。《范子計然》云：藜蘆，出河東，黃白者善。《爾雅》云：茖，山葱。疑非此。

鉤吻（《御覽》作肳）

味辛，溫。主金創乳痓，中惡風，欬逆上氣，水腫，殺鬼注（舊作疰，《御覽》作注，是）蠱毒。一名野葛。生山谷。

《吳普》曰：秦鉤吻，一名毒根，一名野葛。神農辛；雷公有毒，殺人。生南越山，或益州，葉如葛，赤莖，大如箭，方，根黃。或生會稽東治，正月采（《御覽》）。

《名醫》曰：生傅高山及會稽東野。

案《廣雅》云：茛，鉤吻也。《淮南子·說林訓》云：蝮蛇螫人，傅以和堇則愈。高誘云：和堇，野葛，毒藥。《博物志》云：鉤吻毒，桂心、葱葉沸解之。陶弘景云：或云鉤吻是毛茛。沈括《補筆談》云：閩中人呼爲吻莽，亦謂之野葛；嶺南人謂之胡蔓；俗謂之斷腸艸。此艸，人間至毒之物，不入藥用。恐本艸所出別是一物，非此鉤吻也。

射干

味苦，平。主欬逆上氣，喉痹咽痛不得消息，散急氣，腹中邪逆，食飲大熱。一名烏扇，一名烏蒲。生川谷。

《吳普》曰：射干，一名黃遠也（《御覽》）。

《名醫》曰：一名烏翣，一名烏吹，一名艸薑。生南陽田野，三月三日采根，陰乾。

案《廣雅》云：鳶尾，烏萐，射干也。《荀子·勸學篇》云：西方有木焉，名曰射干，莖長四寸。《范子計然》云：射干，根如□□□安定。

蛇合（原注云，合是含字）

味苦，微寒。主驚癇，寒熱邪氣，除熱，金創，疽痔鼠瘻，惡創，頭瘍。一名蛇銜。生山谷。

《名醫》曰：生益州，八月采，陰乾。

案《本艸圖經》云：或云是雀瓢，卽是蘿摩之別名。据陸璣云：芄蘭，一名蘿摩，幽州謂之雀瓢，則卽《爾雅》藿芄蘭也。《唐本艸》別出蘿摩條，非。又，見女青。

恆山（舊作常山，《御覽》作恆山，是）

味苦，寒。主傷寒，寒熱，熱發，溫瘧，鬼毒，胸中痰結吐逆。一名互艸。生川谷。

《吳普》曰：恆山，一名漆葉。神農、岐伯苦；李氏大寒；桐君辛，有毒。二月、八月采。

《名醫》曰：生益州及漢中，八月采根，陰乾。

案《後漢書·華佗傳》云：佗授以漆葉青黏散：漆葉屑一斗，青黏十四兩，以是爲率，言久服去三蟲，利五藏，輕體，使人頭不白。

蜀漆

味辛，平。主瘧及欬逆寒熱，腹中癥堅，痞結，積聚，邪氣，蠱毒，鬼注（舊作疰，《御覽》作蛀）。生川谷。

《吳普》曰：蜀漆葉，一名恆山。神農、岐伯、雷公辛，有毒；黄帝辛；一經酸。如漆葉藍菁相似，五月采（《御覽》）。

《名醫》曰：生江陵山及蜀漢中。常山苗也，五月采葉，陰乾。

案《廣雅》云：恆山，蜀漆也。《范子計然》云：蜀漆，出蜀郡。

甘遂

味苦，寒。主大腹疝瘕，腹滿，面目浮腫，留飲宿食，破癥堅積聚，利水穀道。一名主田。生川谷。

《吳普》曰：甘遂，一名主田，一名曰澤，一名重澤，一名鬼醜，一名陵藁，一名甘槀，一名甘澤。神農、桐君苦，有毒。岐伯、雷公有毒。須二月、八月采（《御覽》）。

《名醫》曰：一名甘藁，一名陵藁，一名陵澤，一名重澤。生中山，二月采根，陰乾。

案《廣雅》云：陵澤，甘遂也。《范子計然》云：甘遂，出三輔。

白斂

味苦，平。主癰腫疽創，散結氣，止痛除熱，目中赤，小兒驚癇，溫瘧，女子陰中腫痛。一名免核，一名白艸。生山谷。

《名醫》曰：一名白根，一名崑崙。生衡山，二月、八月采根，暴乾。

案《說文》云：薟，白薟也。或作蘞。《毛詩》云：蘞蔓于野。陸璣疏云：蘞，似栝樓，葉盛而細，其子正黑如燕薁，不可食也，幽人謂之烏服。其莖葉鬻以哺牛，除熱。《爾雅》云：萰，菟荄。郭璞云：未詳。据《玉篇》云：萰，白蘞也。《經》云：一名菟核。核與荄聲相近，卽此矣。

青葙子

味苦，微寒。主邪氣，皮膚中熱，風搔身痒，殺三蟲。子，名艸決明，療脣口青。一名艸蒿，一名萋蒿。生平谷。

《名醫》曰：生道傍，三月三日采莖、葉，陰乾；五月六日采子。

案《魏略》云：初平中有青牛先生，常服青葙子。葙，當作箱字。

雚菌

味鹹，平。主心痛，溫中，去長患，白瘲，蟯蟲，蛇螫毒，癥瘕，諸蟲。一名雚蘆。生池澤。

《名醫》曰：生東海及渤海、章武，八月采，陰乾。

案 《爾雅》云：滷灌，茵芝。《文選》注引作菌。《聲類》云：滷灌，茵芝也，疑卽此灌菌，或一名滷，一名芝，未敢定之。

白及（《御覽》作芨）

味苦，平。主癰腫，惡創，敗疽，傷陰，死肌，胃中邪氣，賊風鬼擊，痱緩不收。一名甘根，一名連及艸。生川谷。

《吳普》曰：神農苦；黃帝辛；李氏大寒；雷公辛，無毒。莖葉似生薑、藜蘆。十月華，直上，紫赤，根白連。二月、八月、九月采。

《名醫》曰：生北山及宛朐，及越山。

案 《隋羊公服黃精法》云：黃精，一名白及，亦爲黃精別名。今《名醫》別出黃精條。

大戟

味苦，寒。主蠱毒、十二水腫，滿急痛，積聚，中風，皮膚疼痛，吐逆。一名邛鉅（案此無生川澤三字者，古或與澤漆爲一條）。

《名醫》曰：生常山，十二月采根，陰乾。

案《爾雅》云：蕎，邛鉅。郭璞云：今藥艸大戟也。《淮南子·繆稱訓》云：大戟去水。

澤漆

味苦，微寒。主皮膚熱，大腹，水氣，四肢面目浮腫，丈夫陰氣不足。生川澤。

《名醫》曰：一名漆莖，大戟苗也。生太山，三月三日、七月七日采莖、葉，陰乾。

案《廣雅》云：黍莖，澤漆也。

茵芋

味苦，溫。主五藏邪氣，心腹寒熱，羸瘦如瘧狀，發作有時，諸關節風溼痹痛。生川谷。

《吳普》曰：茵芋，一名卑共。微溫，有毒。狀如莽艸而細軟（《御覽》）。

《名醫》曰：一名莞艸，一名卑共。生太山，三月三日采葉，陰乾。

貫眾

味苦，微寒。主腹中邪熱氣，諸毒，殺三蟲。一名貫節，一名貫渠，一名百頭（《御覽》作白），一名虎卷，一名扁符。生山谷。

《吳普》曰：貫眾，一名貫來，一名貫中，一名渠母，一名貫鐘，一名伯芹，一名藥藻，一名扁符，一名黃鐘。神農、岐伯苦，有毒；桐君、扁鵲苦；一經甘，有毒；黃帝鹹，酸；一經苦，無毒。葉黃，兩兩相對；莖，黑毛聚生。冬夏不老。四月華，八月實，黑聚相連，卷旁行生。三月、八月采根，五月采藥（《御覽》）

《名醫》曰：一名伯萍，一名藥藻。此謂艸鴟頭。生元山及宛朐、少室山，二月、八月采根，陰乾。

案《說文》云：茾，艸也。《廣雅》云：貫節，貫眾也。《爾雅》云：濼，貫眾。郭璞云：葉圓銳，莖毛黑，布地，冬夏不死。一名貫渠。又上云：扁符，止。郭璞云：未詳。据《經》云：一名篇符，卽此也。《爾雅》當云：篇符，止濼，貫眾。

蕘華

味苦，平，寒。主傷寒溫瘧，下十二水，破積聚，大堅，癥瘕，蕩滌腸胃中留癖飲食，寒熱邪氣，利水道，生川谷。

《名醫》曰：生咸陽及河南中牟，六月采華，陰乾。

牙子

味苦，寒。主邪氣，熱氣，疥搔，惡瘍，創痔，去白蟲。一名狼牙。生川谷。

《吳普》曰：狼牙，一名支蘭，一名狼齒，一名犬牙，一名抱子。神農、黃帝苦，有毒；桐君或鹹；岐伯、雷公、扁鵲苦，無毒。生宛朐。葉青，根黃赤，六月、七月華，八月實黑。正月、八月采根（《御覽》）。

《名醫》曰：一名狼齒，一名狼子，一名犬牙。生淮南及宛朐，八月采根，暴乾。

案《范子計然》云：狼牙，出三輔，色白者善。

羊蹢躅

味辛，溫。主賊風在皮膚中淫淫痛，溫瘧，惡毒，諸痹。生川谷。

《吳普》曰：羊躑躅華，神農、雷公辛，有毒。生淮南。治賊風，惡毒，諸邪氣（《御覽》）。

《名醫》曰：一名玉支，生太行山及淮南山，三月采華，陰乾。

案《廣雅》云：羊蹢躅，英光也。《古今注》云：羊躑躅華，黃羊食之則死，羊見之則躑躅分散，故名羊躑躅。陶弘景云：華苗似鹿葱。

商陸

味辛，平。主水張，疝瘕，痹，熨除癰腫，殺鬼精物。一名募根，一名夜呼。生川谷。

《名醫》曰：如人形者，有神。生咸陽。

案《說文》：募，艸，枝枝相值，葉葉相當。《廣雅》云：常蓼，馬尾，蔏陸也。《爾雅》云：蓫薚，馬尾。郭璞云：今關西亦呼爲薚，江東爲當陸。《周易・夬》云：莧陸夬夬。鄭玄云：莧陸，商陸也。蓋薚即募俗字，商即募假音。

羊蹄

味苦，寒。主頭禿，疥搔，除熱，女子陰蝕（《御覽》此四字作無字）。一名東方宿，一名連蟲陸，一名鬼目。生川澤。

《名醫》曰：名蓄，生陳留。

案《說文》云：堇，艸也。讀若釐。藋，釐艸也。芨，堇艸也。《廣雅》云：堇，羊蹄也。《毛詩》云：言采其蓫。《箋》云：蓫，牛蘈也。陸德明云：本又作蓄。陸璣云：今人謂之羊蹄。陶弘景云：今人呼禿菜，即是蓄音之譌。《詩》云：言采其蓄。案陸英疑即此艸之華，此艸一名連蟲陸。又陸英即蒴藋，一名堇也。亦苦、寒。

萹蓄

味辛，平。主浸淫，疥搔，疽痔，殺三蟲（《御覽》引云：一名篇竹。《大觀本》無文）。生山谷。

《吴普》曰：萹蓄，一名蓄辯，一名萹蔓（《御覽》）。

《名醫》曰：生東萊，五月采，陰乾。

案《說文》云：萹，萹茿也。茿，萹茿也，薄，水萹茿，讀若督。《爾雅》云：竹，萹蓄。郭璞云：似小藜，赤莖節，好生道旁，可食，又殺蟲。《毛詩》云：綠竹猗猗。《傳》云：竹，萹竹也。《韓詩·薄》云：薄，萹茿也。《石經》同。

狼毒

味辛，平。主欬逆上氣，破積聚，飲食，寒熱，水氣，惡創，鼠瘻，疽蝕，鬼精，蠱毒，殺飛鳥走獸。

一名續毒。生山谷。

《名醫》曰：生秦亭及奉高，二月、八月采根，陰乾。

案《廣雅》云：狼毒也。疑上脫續毒二字。《中山經》云：大騩之山有艸焉，其狀如蓍而毛，青華而白實，其名曰蕵，服之不夭，可以爲腹病。

白頭翁

味苦，溫。主溫瘧，狂易，寒熱，癥瘕積聚，癭氣，逐血，止痛，療金瘡。一名野丈人，一名胡王使者。生山谷。

《吳普》曰：白頭翁，一名野丈人，一名奈河艸。神農、扁鵲苦，無毒。生嵩山川谷。破氣狂寒熱，止痛（《御覽》）。

《名醫》曰：一名奈河艸，生高山及田野，四月采。

案　陶弘景云：近根處有白茸，狀似人白頭，故以爲名。

鬼臼

味辛，溫。主殺蠱毒鬼注精物，辟惡氣不祥，逐邪，解百毒。一名爵犀，一名馬目毒公，一名九臼。生山谷。

《吳普》曰：一名九臼，一名天臼，一名雀犀，一名馬目公，一名解毒。生九眞山谷及宛朐，二月、八月采根（《御覽》）。

《名醫》曰：一名天臼，一名解毒。生九眞及宛朐，二月、八月采根。

羊桃

味苦，寒。主熛熱，身暴赤色，風水積聚，惡瘍，除小兒熱。一名鬼桃，一名羊腸。生川谷。

《名醫》曰：一名萇楚，一名御弋，一名銚弋。生山林及田野，二月采，陰乾。

案《說文》云：萇，萇楚，銚弋，一名羊桃。《廣雅》云：鬼桃、銚弋，羊桃也。《中山經》云：豐山多羊桃，狀如桃而方，莖可以爲皮張。《爾雅》云：長楚，姚芅。郭璞云：今羊桃也，或曰鬼桃。葉似桃，華白，子如小麥，亦似桃。《毛詩》云：隰有萇楚。《傳》云：萇楚，銚弋也。陸璣云：今羊桃是也，葉長而狹，華紫赤色，其枝、莖弱，過一尺，引蔓於艸上。今人以爲汲灌，重而善沒，不如楊柳也。近下根，刀切其皮，著熱灰中，脫之，可韜筆管。

女青

味辛，平。主蠱毒，逐邪惡氣，殺鬼溫瘧，辟不祥。一名雀瓢（《御覽》作翾）。

《吳普》曰：女青，一名霍由祇。神農、黃帝辛（《御覽》）。

《名醫》曰：蛇銜根也。生朱崖，八月采，陰乾。

案《廣雅》云：女青，烏葛也。《爾雅》云：雚，芄蘭。郭璞云：雚芄蔓生，斷之有白汁可啖。《毛詩》云：

芄蘭之支。《傳》云：芄，蘭艸也。陸璣云：一名蘿摩。幽州人謂之雀瓢。《別錄》云：雀瓢白汁，注蟲蛇毒，卽女青苗汁也。《唐本艸》別出蘿摩條，非。

連翹

味苦，平。主寒熱，鼠瘻，瘰癧，癰腫，惡創，癭瘤，結熱蠱毒。一名異翹，一名蘭華，一名軹，一名三廉。生山谷。

《名醫》曰：一名折根。生太山，八月采，陰乾。

案《爾雅》云：連，異翹。郭璞云：一名連苕，又名連，本艸云。

蘭茹（《御覽》作閭，是）

味辛，寒。主蝕惡肉，敗創，死肌，殺疥蟲，排膿惡血，除大風熱氣，善忘不樂。生川谷。

《吳普》曰：閭茹，一名離樓，一名屈居。神農辛；岐伯酸、鹹，有毒；李氏大寒。二月采。葉圓黃，高四五尺。葉四四相當。四月華黃，五月實黑，根黃，有汁亦同黃。三月、五月采根，黑頭者良（《御覽》）。

《名醫》曰：一名屈据，一名離婁。生代郡，五月采，陰乾。

案《廣雅》云：屈居，蘆茹也。《范子計然》云：閭茹，出武都，黃色者善。

烏韭

味甘，寒。主皮膚往來寒熱，利小腸旁光氣。生山谷石上。

案《廣雅》云：昔邪，烏韭也，在屋曰昔邪，在牆曰垣衣。《西山經》云：萆荔，狀如烏韭。《唐本》注云：即石衣也，亦名石苔，又名石髮。按《廣雅》又云：石髮，石衣也，未知是一否。

鹿藿

味苦，平。主蠱毒，女子腰腹痛，不樂，腸癰，瘰癧（《御覽》作歷）瘍氣。生山谷。

《名醫》曰：生汶山。

案《說文》云：蔨，鹿藿也，讀若剽。《廣雅》云：蔨，鹿藿也。《爾雅》云：蔨，鹿蘿，其實莥。郭璞云：今鹿豆也。葉似大豆，根黃而香，蔓延生。

蚤休

味苦，微寒。主驚癇，搖頭弄舌，熱氣在腹中，癲疾癰創，陰蝕，下三蟲，去蛇毒。一名蚩休。生川谷。

《名醫》曰：生山陽及宛朐。

案　鄭樵云：蚤休，曰螌休，曰重樓金線，曰重臺，曰艸甘遂，今人謂之紫河車。服食家所用，而莖葉亦可愛。多植庭院閒。

石長生

味鹹，微寒。主寒熱，惡創，火熱，辟鬼氣不祥（《御覽》作辟惡氣、不祥、鬼毒）。一名丹艸（《御覽》引云：丹沙艸）。生山谷。

《吳普》曰：石長生，神農苦，雷公辛，一經甘。生咸陽（《御覽》）。

《名醫》曰：生咸陽。

陸英

味苦，寒。主骨閒諸痹，四肢拘攣疼酸，厀寒痛，陰痿，短氣不足，腳腫。生川谷。

《名醫》曰：生熊耳及宛朐。立秋采。又曰：蒴藋，味酸，溫，有毒。一名堇（今本誤作堇），一名芨。生田野，春夏采葉，秋冬采莖、根。

案　《說文》云：堇，艸也，讀若釐。芨，堇艸也，讀若急。藋，釐艸也。《廣雅》云：鈌盆，陸英，苺也。《爾雅》云：芨，堇艸。《唐本》注陸英云：此物蒴藋是也。後人不識，浪出蒴藋條。今注云：陸英味苦、寒，無毒；蒴藋味酸，溫，有毒。既此不同，難謂一種，蓋其類爾。

藎艸

味苦，平，主久欬上氣，喘逆，久寒，驚悸，痂疥，白禿，瘍氣，殺皮膚小蟲。生川谷。

《吳普》曰：王芻，一名黃艸。神農、雷公□，生太山山谷。治身熱邪氣，小兒身熱氣（《御覽》）。

《名醫》曰：可以染黃，作金色，生青衣。九月、十月采。

案《說文》云：藎，艸也。菉，王芻也。《爾雅》云：菉，王芻。郭璞云：菉，蓐也，今呼鴟腳莎。《毛詩》云：綠竹猗猗。《傳》云：菉，王芻也。《唐本》注云：藎艸，俗名菉蓐艸，《爾雅》所謂王芻。

牛扁

味苦，微寒。主身皮創熱氣，可作浴湯，殺牛蝨小蟲，又療牛病。生川谷。

《名醫》曰：生桂陽。

案陶弘景云：太常貯，名扁特，或名扁毒。

夏枯艸

味苦，辛，主寒熱，瘰癧，鼠瘻，頭創，破癥，散癭，結氣，腳腫，溼痹。輕身。一名夕句，一名乃東。生川谷。

《名醫》曰：一名燕面。生蜀郡，四月采。

芫華

味辛，溫。主欬逆上氣，喉鳴，喘，咽腫，短氣，蠱毒，鬼瘧，疝瘕，癰腫，殺蟲魚。一名去水。生川谷（舊在木部，非）。

《吳普》曰：芫華，一名去水，一名敗華，一名兒艸根，一名黃大戟。神農、黃帝有毒，扁鵲、岐伯苦，李氏大寒。二月生，葉青，加厚則黑。華有紫、赤、白者。三月實落盡，葉乃生。三月、五月采華。芫華根，一名赤芫根。神農、雷公苦，有毒。生邯鄲，九月、八月采，陰乾。久服令人洩。可用毒魚（《御覽》，亦見《圖經》節文）。

《名醫》曰：一名毒魚，一名杜芫。其根名蜀桑，可用毒魚。生淮源。三月三日采華，陰乾。

案《說文》云：芫，魚毒也。《爾雅》云：杬，魚毒。郭璞云：杬，大木，子似栗，生南方，皮厚汁赤，中藏卵果。《范子計然》云：芫華，出三輔。《史記·倉公傳》：臨淄女子病蟯瘕，飲以芫華一撮，出蟯可數升，病已。顏師古注《急就篇》云：郭景純說誤耳，其生南方，用藏卵果，自別一杬木，乃左思所云緜杬杶櫨者耳，非毒魚之杬。

右，艸下品，四十九種，舊四十八種。攷木部芫華宜入此。

巴豆

味辛，溫。主傷寒，溫瘧，寒熱，破癥瘕，結聚堅積，留飲，淡癖，大腹水張，蕩練五藏六府，開通閉塞，利水穀道，去惡肉，除鬼毒蠱注邪物（《御覽》作鬼毒邪注），殺蟲魚。一名巴叔（舊作椒，《御覽》作菽）。生川谷。

《吳普》曰：巴豆，一名巴菽，神農、岐伯、桐君辛，有毒；黃帝甘，有毒；李氏主溫熱寒。葉如大豆，八月采（《御覽》）。

《名醫》曰：生巴郡，八月采，陰乾用之，去心皮。

案《廣雅》云：巴尗，巴豆也。《列僊傳》云：元俗餌巴豆。《淮南子·說林訓》云：魚食巴菽而死，人食之而肥。

蜀茮

味辛，溫。主邪氣，欬逆，溫中，逐骨節，皮膚死肌，寒溼痹痛，下氣。久服之頭不白，輕身增年，生川谷。

《名醫》曰：一名巴椒，一名蓎藙。生武都及巴郡，八月采實，陰乾。

案《范子計然》云：蜀椒，出武都，赤色者善。陸璣云：蜀人作茶，又見秦椒，即《爾雅》菉。陶弘景云：俗呼爲樛。

皁莢

味辛、鹹，溫。主風痹，死肌，邪氣，風頭，淚出，利九竅，殺精物。生川谷。

《名醫》曰：生雍州及魯鄒縣，如豬牙者良，九月、十月采，陰乾。

案《說文》云：莢，艸實。《范子計然》云：皁莢，出三輔。上價一枚一錢。《廣志》曰：雞栖子，皁莢也（《御覽》）。皁，即艸省文。

柳華

味苦，寒。主風水黃疸，面熱，黑。一名柳絮。葉，主馬疥痂創。實，主潰癰，逐膿血。子汁，療渴。生川澤。

《名醫》曰：生琅邪。

案《說文》云：柳，小楊也。檉，河柳也。楊，木也。《爾雅》：檉，河柳。郭璞云：今河旁赤莖小楊，又旄澤栭。郭璞云：生澤中者；又楊，蒲栭。郭璞云：可以爲箭，《左傳》所謂董澤之蒲。《毛詩》云：無折我樹杞。《傳》云：杞，木名也。陸璣云：杞，栭屬也。

楝實

味苦，寒。主溫疾傷寒，大熱煩狂，殺三蟲，疥瘍，利小便水道。生山谷。

《名醫》曰：生荆山。

案《說文》云：楝，木也。《中山經》云：其實如楝。郭璞云：楝，木名，子如指頭，白而黏，可以浣衣也。《淮南子·時則訓》云：七月，其樹楝。高誘云：楝實，鳳皇所食，今雒城有楝樹，實秋熟。

郁李仁

味酸，平。主大腹水腫，面目四肢浮腫，利小便水道。根，主齒齗腫，齲齒，堅齒。一名爵李。生川谷。

《吳普》曰：郁李，一名雀李，一名車下李，一名棣（《御覽》）。

《名醫》曰：一名車下李，一名棣。生高山及邱陵上，五月、六月采根。

案《說文》云：棣，白棣也。《廣雅》云：山李，雀其殹也。《爾雅》云：常棣，棣。郭璞云：今關西有棣樹，子如櫻桃，可食。《毛詩》云：六月食郁。《傳》云：郁，棣屬。劉稹《毛詩·義問》云：其樹高五六尺，其實大如李，正赤，食之甜。又《詩》云：常棣之華。《傳》云：常棣，棣也。陸璣云：奧李，一名雀李，一曰車下李，所在山中皆有，其華或白或赤，六月中熟大，子如李子，可食。沈括《補筆談》云：晉宮閣銘曰：華林園中有車下李三百一十四株，薁李一株。

莽艸

味辛，溫。主風頭癰腫，乳癰，疝瘕，除結氣，疥搔（《御覽》有疽瘡二字），殺蟲魚。生山谷。

《吳普》曰：莽艸，一名春艸。神農辛；雷公、桐君苦，有毒。生上谷山谷中或宛朐，五月采。治風（《御覽》）。

《名醫》曰：一名葞，一名春艸。生上谷及宛朐，五月采葉，陰乾。

案《中山經》云：朝歌之山有艸焉，名曰莽艸，可以毒魚。又葌山有木焉，其狀如棠而赤，葉可以毒魚。《爾雅》云：葞，春艸。郭璞云：一名芒艸。《本艸》云：《周禮》云，翦氏掌除蠹物，以莽艸薰之。《范子計然》云：莽艸，出三輔者善。陶弘景云：字亦作菵。

雷丸（《御覽》作雷公丸）

味苦，寒。主殺三蟲，逐毒氣，胃中熱，利丈夫，不利女子。作摩膏，除小兒百病（《御覽》引云：一名雷矢。《大觀本》作黑字）。生山谷。

《吳普》曰：雷丸，神農苦；黃帝、岐伯、桐君甘，有毒；扁鵲甘，無毒；李氏大寒（《御覽》引云：一名雷實。或生漢中，八月采）。

《名醫》曰：一名雷矢，一名雷實。生石城及漢中土中，八月采根，暴乾。

案《范子計然》云：雷矢，出漢中，色白者善。

桐葉

味苦，寒。主惡蝕創著陰。皮，主五痔，殺三蟲。華，主傅豬創，飼豬肥大三倍。生山谷。

《名醫》曰：生桐柏山。

案《說文》云：桐，榮也。梧，梧桐木，一名櫬。《爾雅》云：櫬，梧。郭璞云：今梧桐。又榮桐木，郭璞云：卽梧桐。《毛詩》云：梧桐生矣。《傳》云：梧桐，柔木也。

梓白皮

味苦，寒。主熱，去三蟲。葉，擣傅豬創，飼豬肥大三倍。生山谷。

《名醫》曰：生河內。

案《說文》云：梓，楸也，或作榟。椅，梓也。楸，梓也。檟，楸也。《爾雅》云：槐，小葉曰榎。郭璞云：槐當爲楸；楸細葉者爲榎；又大而皵，楸。郭璞云：老乃皮粗，皵者爲楸。又椅梓，郭璞云：卽楸。《毛詩》云：椅，桐梓漆。《傳》云：椅，梓屬。陸璣云：梓者，楸之疏理白色而生子者曰梓、梓實。桐皮曰椅。

石南

味辛，苦。主養腎氣，內傷，陰衰，利筋骨皮毛。實，殺蠱毒，破積聚，逐風痹。一名鬼目。生山谷。

《名醫》曰：生華陰，二月、四月采實，陰乾。

黃環

味苦，平。主蠱毒，鬼注，鬼魅，邪氣在臧中，除欬逆寒熱。一名凌泉，一名大就。生山谷。

《吳普》曰：蜀黃環，一名生芻，一名根韭。神農、黃帝、岐伯、桐君、扁鵲辛；一經味苦，有毒。二月生。初出正赤，高二尺；葉黃，圓端，大莖，葉有汁黃白。五月實圓。三月采根。根黃，從理如車輻，解治蠱毒（《御覽》）。

《名醫》曰：生蜀郡。三月采根，陰乾。

案《蜀都賦》有黃環。劉逵云：黃環，出蜀郡。沈括《補筆談》云：黃鐶卽今朱藤也，天下皆有。葉如槐，其華穗懸，紫色，如葛華，可作菜食，火不熟亦有小毒。京師人家園圃中作大架種之，謂之紫藤華者是也。

溲疏

味辛，寒。主身皮膚中熱，除邪氣，止遺溺，可作浴湯。生山谷及田野、故邱虛地。

《名醫》曰：一名巨骨，生熊耳山，四月采。

案 李當之云：溲疏，一名楊櫨，一名牡荊，一名空疏。皮白中空，時時有節，子似枸杞。子冬日熟，色赤，味甘、苦。

鼠李

主寒熱瘰癧創。生田野。

《吳普》曰：鼠李，一名牛李（《御覽》）。

《名醫》曰：一名牛李，一名鼠梓，一名椑。采無時。

案 《說文》云：楰，鼠梓木。《爾雅》云：楰，鼠梓。郭璞云：楸屬也，今江東有虎梓。《毛詩》云：北山有楰。《傳》云：楰，鼠梓。据《名醫》名鼠梓，未知是此否？《唐本》注云：一名趙李，一名皁李，一名烏槎。

藥實根

味辛，溫。主邪氣，諸痹，疼酸，續絶傷，補骨髓。一名連木。生山谷。。

《名醫》曰：生蜀郡，采無時。

案《廣雅》云：貝父，藥實也。

欒華

味苦，寒。主目痛，淚出，傷眥，消目腫。生川谷。

《名醫》曰：生漢中，五月采。

案《說文》云：欒，木似欄。《山海經》云：雲雨之山，有木名欒，黃木赤枝青葉，羣帝焉取藥。《白虎通》云：諸侯墓樹柏，大夫欒，士槐。沈括《補筆談》云：欒有二種，樹生，其實可作數珠者謂之木欒，即《本艸》欒華是也。

蔓椒

味苦，溫。主風寒溼痹，瀝節疼，除四肢厥氣，厀痛。一名家椒。生川谷及邱冢閒。

《名醫》曰：一名豬椒，一名彘椒，一名狗椒。生雲中，采莖、根煮釀酒。

案　陶弘景云：俗呼爲椒，以椒薰小不香爾。一名稀椒。可以蒸病出汗也。

右，木下品，一十七種，舊一十八種。今移芫華入艸。

豚卵

味苦，溫。主驚癇瘨疾，鬼注蠱毒，除寒熱，賁豚，五癃，邪氣，攣縮。一名豚顛。懸蹄，主五痔，伏熱在腸，腸癰，內蝕。

案　《說文》云：豚，小豕也。从彖省，象形，从又，持肉以給祭祀，篆文作豚。《方言》云：豬，其子或謂之豚，或謂之豯，吳揚之間謂之豬子。

麋脂

味辛，溫。主癰腫，惡創，死肌，寒風溼痹，四肢拘緩不收，風頭，腫氣，通湊理。一名官脂。生山谷。

《名醫》曰：生南山及淮海邊，十月取。

案　《說文》云：麋，鹿屬，冬至解其角。《漢書》云：劉向以爲麋之爲言，迷也，葢牝獸之淫者也。

鼺鼠

主墮胎，令人產易。生平谷。

《名醫》曰：生山都。

案《說文》云：鼺，鼠形，飛走且乳之鳥也。籀文作鸓。《廣雅》云：鷣鴨，飛鸓也。陶弘景云：是鼯鼠，一名飛生見。《爾雅》云：鼯鼠，夷由也。舊作鼺，非。

六畜毛蹄甲

味鹹，平。主鬼注，蠱毒，寒熱，驚癇，瘨痓，狂走。駱駝毛尤良。

案陶弘景云：六畜謂馬、牛、羊、豬、狗、雞也。蹄，卽蹢省文。

右，獸下品，四種，舊同。

蝦蟇

味辛，寒。主邪氣，破癥堅，血，癰腫，陰創。服之不患熱病。生池澤。

《名醫》曰：一名蟾蜍，一名𪓰，一名去甫，一名苦蠪。生江湖，五月五日取，陰乾。東行者良。

案《說文》云：蝦，蝦蟇也。蟆，蝦蟆也。鼀，蝦蟆也。鼁，圥鼁，詹諸也。其鳴詹諸，其皮鼁鼁，其行圥圥，或作𪓰鼀。𪓰鼀，詹諸也。《夏小正》傳云：域也者，長股也，或曰屈造之屬也。《詩》曰：得此𪓰鼀，言其行鼀。鼀，蝌鼀，詹諸，以脰鳴者。《廣雅》云：蚥，苦蠪，胡鼀，蝦蟆也。《爾雅》云：鼁𪓰，蟾諸。郭璞云：似蝦蟆，居陸地。《淮南》謂之去蚥。又螫蟆，郭璞云：蛙類。《周禮》云：蟈氏。鄭司農云：蟈，讀爲蜮。蜮，蝦蟇也。玄謂蟈，今御所食蛙也。《月令》云：仲夏之月，反舌無聲。蔡邕云：今謂之蝦蟇。薛君《韓詩》注云：戚施蟾蜍。高誘注《淮南子》云：蟾，蠩蠦也。又蟈，蝦蟇也。又蟾蜍，蝦蟇。又鼓造，一曰蝦蟇。《抱朴子·內篇》云：或問，魏武帝曾收左元放而桎梏之，而得自然解脫，以何法乎？抱朴子曰：以自解去父血。

馬刀

味辛，微寒（《御覽》有補中二字。《大觀本》黑字）。主漏下赤白，寒熱，破石淋，殺禽獸賊鼠。生池澤。

《吳普》曰：馬刀，一名齊蛤。神農、岐伯、桐君鹹，有毒；扁鵲小寒，大毒。生池澤、江海，采無時也（《御覽》）。

《名醫》曰：一名馬蛤。生江湖及東海，采無時。

案《范子計然》云：馬刀，出河東。《藝文類聚》引《本經》云：文蛤，表有文又曰馬刀，一曰名蛤，則豈古本與文蛤爲一邪？

蛇蛻

味鹹，平。主小兒百二十種驚癇，瘈瘲瘨疾，寒熱，腸痔，蟲毒，蛇癇。火熬之良。一名龍子衣，一名蛇符，一名龍子單衣，一名弓皮。生川谷及田野。

《吳普》曰：蛇蛻，一名龍子單衣，一名弓皮，一名虵附，一名虵筋，一名龍皮，一名龍單衣（《御覽》）。

《名醫》曰：一名龍子皮。生荆州，五月五日、十五日取之良。

案《說文》云：它，蟲也。从虫而長，象冤曲𠂹尾形。或作蛇蛻，蛇蟬所解皮也。《廣雅》云：蝮蛸蛻也。

《中山經》云：來山多空奪。郭璞云：即蛇皮脫也。

邱蚓

味鹹，寒。主蛇瘕，去三蟲，伏尸，鬼注，蠱毒，殺長蟲。仍自化作水。生平土。

《吳普》曰：蚯蚓，一名白頸螳螾，一名附引（《御覽》）。

《名醫》曰：一名土龍。二月取，陰乾。

案《說文》云：螾，側行者，或作蚓。螼螾也。《廣雅》云：蚯蚓，蜿蟺，引無也。《爾雅》云：螼蚓，豎蠶。郭璞云：即蛩蟺也，江東呼寒蚓，舊作蚯，非。《呂氏春秋》《淮南子》邱蚓出，不从虫。又《說山訓》

云：蠙無筋骨之强。高誘注：蠙，一名蜷蠕也。舊又有白頸二字，据《吴普》古本當無也。

蠮螉

味辛，平。主久聾，欬逆毒氣，出刺出汗。生川谷。

《名醫》曰：一名土蜂。生熊耳及牂柯，或人屋間。

案《說文》云：蠮，蠮蠃，蒲盧，細腰土蜂也。或作蜾。蠃，蜾蠃也。《廣雅》云：土蜂，蠮螉也。《爾雅》：土蜂。《毛詩》云：螟蛉有子，蜾蠃負之。《傳》云：蜾蠃，蒲盧也。《禮記》云：夫政也者，蒲盧也。鄭云：蒲盧，果蠃，謂土蜂也。《方言》云：蠭，其小者謂之蠮螉，或謂之蚴蜕。《說文》無蠮字，或當爲醫。

吴蚣

味辛，溫。主鬼注蠱毒，噉諸蛇蟲魚毒，殺鬼物老精，溫瘧，去三蟲（《御覽》引云：一名至掌。《大觀本》在水蛭下）。生川谷。

《名醫》曰：生大吴江南，赤頭足者良。

案《廣雅》云：蝍蛆，吴公也。

水蛭

味鹹，平。主逐惡血瘀血，月閉（《御覽》作水閉），破血瘕積聚，無子，利水道。生池澤。

《名醫》曰：一名蚑，一名至掌。生雷澤，五月、六月采，暴乾。

案《說文》云：蛭，蟣也；蝚，蛭蝚，至掌也。《爾雅》云：蛭，蟣。郭璞云：今江東呼水中蛭蟲入人肉者爲蟣。又蛭蝚、至掌，郭璞云：未詳。据《名醫》，即蛭也。

班苗

味辛，寒。主寒熱，鬼注蠱毒，鼠瘻惡創，疽蝕死肌，破石癃。一名龍尾。生川谷。

《吳普》曰：斑猫，一名斑蚝，一名龍蚝，一名斑苗，一名勝髮，一名盤蛩，一名晏青。神農辛；岐伯鹹；桐君有毒；扁鵲甘，有大毒。生河内川谷，或生水石。

《名醫》曰：生河東，八月陰取乾。

案《說文》云：盤，盤蝥，毒蟲也。《廣雅》云：盤蝥，晏青也。《名醫》别出芫青條，非。芫、晏，音相近也。舊作猫，俗字。据吳氏云：一名班苗，是也。

貝子

味鹹，平。主目翳，鬼注蟲毒，腹痛，下血，五癃，利水道。燒用之良。生池澤。

《名醫》曰：一名貝齒。生東海。

案《說文》云：貝，海介蟲也。居陸名猋，在水名蜬。象形。《爾雅》云：貝小者，鰿。郭璞云：今細貝，亦有紫色，出日南。又蟦，小而橢。郭璞云：即上小貝。

石蠶

味鹹，寒。主五癃，破石淋，墮胎，內解結氣，利水道，除熱。一名沙蝨。生池澤。

《吳普》曰：石蠶，亦名沙蝨。神農、雷公酸，無毒。生漢中。治五淋，破隨內結氣，利水道，除熱（《御覽》）。

《名醫》曰：生江漢。

案《廣雅》云：沙蝨，蝬螔也。《淮南萬畢術》云：沙蝨，一名蓬活，一名地脾。《御覽》蟲豸部引李當之云：類蟲，形如老蠶，生附石。《廣志》云：皆蝨。蝨色赤，大過蟣。在水中，入人皮中，殺人，與李似不同。

雀甕

味甘，平。主小兒驚癇，寒熱結氣，蠱毒鬼注。一名躁舍。

《名醫》曰：生漢中。采，蒸之。生樹枝閒，蛅蟖房也，八月取。

案《說文》云：蛅，蛅斯，墨也。《爾雅》云：蟔，蛅蟖。郭璞云：蛓屬也。今青州人呼蛓爲蛅蟖。按《本經》名爲雀甕者，甕與蛹，音相近，以其如雀子，又如蠶蟲之蛹，因呼之。

蜣蜋

味鹹，寒。主小兒驚癇瘈瘲，腹張寒熱，大人癲疾狂易。一名蛣蜣。火熬之良。生池澤。

《名醫》曰：生長沙。五月五日取，蒸，藏之。

案《說文》云：𧍝，渠𧍝。一曰天杜。《廣雅》云：天杜，蜣蜋也。《爾雅》云：蛣蜣，蜣蜋。郭璞云：黑甲蟲，噉糞土。《玉篇》：蜣𧍝同。《說文》無蜣字。渠𧍝即蛣蜣音之緩急。

螻蛄

味鹹，寒。主產難，出肉中刺（《御覽》作刺在肉中），潰癰腫，下哽噎（《御覽》作咽），解毒，除惡創。一名蟪蛄（《御覽》作蟷蛄），一名天螻，一名轂夜出者良。生平澤。

《名醫》曰：生東城，夏至取，暴乾。

案《說文》云：蠹，螻蛄也。螻，螻蛄也。蛄，螻蛄也。《廣雅》云：炙鼠、津姑、螻蜮、蟓蛉、蛞螻，螻蛄也。《夏小正》云：三月轂則鳴。轂，天螻也。《爾雅》云：轂，天螻。郭璞云：螻蛄也。《淮南子・時則訓》云：孟夏之月，螻蟈鳴。高誘云：螻，螻蛄也。《方言》云：蛄詣謂之杜格，螻螲，謂之螻蛞，或謂之蟓蛉。南楚謂之杜狗，或謂之蛞螻。陸璣《詩疏》云：《本艸》又謂螻蛄爲石鼠，今無文。

馬陸

味辛，溫。主腹中大堅癥，破積聚，息肉，惡創，白禿。一名百足。生川谷。

《吳普》曰：一名馬軸（《御覽》）。

《名醫》曰：一名馬軸。生元菟。

案《說文》云：蠲，馬蠲也。从虫、罒益聲；勹，象形。《明堂月令》曰：腐艸爲蠲。《廣雅》云：蛆蝶，馬𧒂，馬蚿也。又馬踐，蠽蛆也，《爾雅》云：蛝，馬踐。郭璞云：馬蠲勺，俗呼馬𧒂。《淮南子・時則訓》云：季夏之月，腐艸化爲蚈。高誘云：蚈，馬蚿也。幽冀謂之秦渠。又《氾論訓》云：蚈足衆而走不若蛇。又《兵略訓》云：若蚈之足。高誘云：蚈，馬蠸也。《方言》云：馬蚿，北燕謂之蛆渠，其大者謂之馬蚰。《博物志》

云：馬蚿一名百足，中斷成兩段，各行而去。

地膽

味辛，寒。主鬼注，寒熱，鼠瘻，惡創，死肌，破癥瘕，墮胎。一名蚖青。生川谷。

《吳普》曰：地膽，一名元青，一名杜龍，一名青虹（《御覽》）。

《名醫》曰：一名青蛙。生汶山，八月取。

案《廣雅》云：地膽，虵要，青蠚，青蠵也。陶弘景云：狀如大馬蟻有翼。僞者即班猫所化，狀如大豆。

鼠婦

味酸，溫。主氣癃不得小便，婦人月閉，血癥，癇痓，寒熱，利水道。一名負蟠，一名蚜威。生平谷。

《名醫》曰：一名蝼蝚。生魏郡及人家地上，五月五日取。

案《說文》云：蚜，蚜威。委，黍委。黍，鼠婦也。蟠，鼠負也。《爾雅》云：蟠，鼠負。郭璞云：瓮器底蟲。又蚜威，委黍。郭璞云：舊說，鼠婦別名。《毛詩》云：伊威在室。《傳》云：伊威，委黍也。陸璣云：在壁根下，甕底中生，似白魚。

熒火

味辛，微溫。主明目，小兒火創傷，熱氣，蠱毒，鬼注，通神。一名夜光（《御覽》引云：一名熠耀，一名卽炤。《大觀本》作黑字）。生池澤。

《吳普》曰：螢火，一名夜照，一名熠耀，一名救火，一名景天，一名據火，一名挾火（《蓺文類聚》）。

《名醫》曰：一名放光，一名熠耀，一名卽炤。生階地，七月七日收，陰乾。

案《說文》云：粦，兵死及牛馬之血爲粦，鬼火也，从炎舛。《爾雅》云：熒火，卽炤。郭璞云：夜飛，腹下有火。《毛詩》云：熠耀宵行。《傳》云：熠耀，燐也；燐，螢火也。《月令》云：季夏之月，腐艸化爲螢。鄭玄云：螢，飛蟲，螢火也。据毛萇以螢爲粦是也。《說文》無螢字，當以粦爲之。《爾雅》作熒，亦是。舊作螢，非。又按《月令》腐艸爲螢，當是蠲字假音。

衣魚

味鹹，溫，無毒。主婦人疝瘕，小便不利（《御覽》作泄利），小兒中風（《御覽》作頭風），項強（《御覽》作彊），背起摩之。一名白魚。生平澤。

《吳普》曰：衣中白魚，一名蟫（《御覽》）。

《名醫》曰：一名蟫。生咸陽。

案《說文》云：蟫，白魚也。《廣雅》云：白魚，蛃魚也。《爾雅》云：蟫，白魚。郭璞云：衣、書中蟲，一名蛃魚。

右，蟲、魚下品，一十八種，舊同。

桃核仁

味苦，平。主瘀血，血閉，瘕邪，殺小蟲。桃華，殺注惡鬼，令人好顏色。桃梟，微溫，主殺百鬼精物（《初學記》引云：梟桃在樹不落，殺百鬼）。桃毛，主下血瘕，寒熱積寒，無子。桃蠹，殺鬼邪惡不祥。生川谷。

《名醫》曰：桃核，七月采，取仁陰乾。華，三月三日采，陰乾。桃梟，一名桃奴，一名梟景，是實著樹不落，實中者正月采之。桃蠹，食桃樹蟲也。生太山。

案《說文》云：桃，果也。《玉篇》云：桃，毛果也。《爾雅》云：桃李醜，核。郭璞云：子中有核仁。孫炎云：桃李之實類皆有核。

杏核仁

味甘，溫。主欬逆上氣，雷鳴，喉痹下氣，產乳，金創，寒心，賁豚。生川谷。

《名醫》曰：生晉山。

案《說文》云：杏，果也。《管子·地員篇》云：五沃之土，其木宜杏。高誘注《淮南子》云：杏，有竅在中。

右，果下品，二種，舊同。

腐婢

味辛，平。主痎瘧，寒熱邪氣，洩利，陰不起，病酒，頭痛。生漢中。

《吳普》曰：小豆華，一名腐婢（舊作付月，誤）。神農甘，毒。七月采，陰乾四十日。治頭痛，止渴（《御覽》）。

《名醫》曰：生漢中。即小豆華也。七月采，陰乾。

右，米、穀下品，一種，舊同。

苦瓠

味苦，寒。主大水，面目四肢浮腫，下水，令人吐。生川澤。

《名醫》曰：生晉地。

案《說文》云：瓠，匏；匏，瓠也。《廣雅》云：匏，瓠也。《爾雅》云：瓠，棲瓣。《毛詩》云：

瓠有苦葉。《傳》云：匏，謂之瓠。又九月斷壺。《傳》云：壺，瓠也。《古今注》云：瓠，壺蘆也。壺蘆，瓠之無柄者。瓠，有柄者。又云：瓢，瓠也。其揔曰匏，瓠則別名。

水斳

味甘，平。主女子赤沃，止血養精，保血脈，益氣，令人肥健嗜食。一名水英。生池澤。

《名醫》曰：生南海。

案《說文》云：芹，楚葵也。近菜類也。《周禮》有近菹。《爾雅》云：芹，楚葵。郭璞云：今水中芹菜。《字林》云：菦艸，生水中，根可緣器。又云：荶菜似蒜，生水中。

右，菜下品，二種，舊同。

彼子

味甘，溫。主腹中邪氣，去三蟲，蛇螫，蠱毒，鬼注，伏尸。生山谷（舊在《唐本》退中）。

《名醫》曰：生永昌。

案陶弘景云：方家從來無用此者，古今諸醫及藥家子不復識。又，一名羆子，不知其形何類也。掌禹錫云：樹似杉，子如檳榔。《本經》蟲部云彼子，蘇注云：彼字，合從木。《爾雅》云：彼，一名棑。

右，一種，未詳。

三合，合三百六十五種，法三百六十五度，一度應一日，以成一歲（倍其數，合七百三十名也）。

掌禹錫曰：本艸例，《神農本經》以朱書，《名醫別錄》以墨書。《神農》藥三百六十五種，今此言倍其數，合七百三十名，是併《名醫別錄》副品而言也。則此下節《別錄》之文也，當作墨書矣，蓋傳寫寖久，朱墨錯亂之所致耳。

案 禹錫說是也，改爲細字。

藥有君、臣、佐、使，以相宣攝合和。宐用一君二臣三佐五使，又可一君三臣九佐使也。

藥有陰陽配合，子母兄弟，根莖華實，艸石骨肉；有單行者，有相須者，有相使者，有相畏者，有相惡者，有相反者，有相殺者。凡此七情，合和時之當用，相須、相使者良，勿用相惡、相反者。若有毒宐制，可用相畏、相殺者。不爾，勿合用也。

藥有酸、鹹、甘、苦、辛五味，又有寒、熱、溫、涼四氣，及有毒無毒，陰乾暴乾，采造時月，生熟土地所出，眞僞陳新，並各有法。

藥性有宐丸者，宐散者，宐水煮者，宐酒漬者，宐膏煎者；亦有一物兼宐者；亦有不可入湯酒者。並隨藥性，不得違越。

欲療病，先察其原，先候病機。五臧未虛，六府未竭，血脈未亂，精神未散，服藥必活。若病已成，可得半愈；

病埶已過，命將難全。

若用毒藥療病，先起如黍粟，病去卽止，不去倍之，不去十之。取去爲度。

療寒以熱藥，療熱以寒藥，飲食不消以吐下藥，鬼注蠱毒以毒藥，癰腫創瘤以創藥，風溼以風溼藥。各隨其所宐。

病在胷膈以上者，先食後服藥；病在心腹以下者，先服藥而後食；病在四肢血脈者，宐空腹而在旦；病在骨髓者，宐飽滿而在夜。

夫大病之主，有中風傷寒，寒熱溫瘧，中惡霍亂，大腹水腫，腸澼下利，大小便不通，賁肫上氣，欬逆嘔吐，黃疸消渴，畱飲癖食，堅積癥瘕，驚邪癲癇，鬼注，喉痹齒痛，耳聾目盲，金創踒折，癰腫，惡創痔瘻癭瘤，男子五勞七傷虛乏羸瘦，女子帶下崩中血閉陰蝕，蟲蛇蠱毒所傷。此大畧宗兆，其閒變動枝葉各宐依端緒以取之。

右，序例白字。

本艸經佚文

上藥令人身安命延，昇天神僊，遨遊上下，役使萬靈，體生毛羽，行廚立至（《抱朴子·內篇》引《神農經》，据《太平御覽》校）。

中藥養性，下藥除病，能令毒蟲不加，猛獸不犯，惡氣不行，衆妖併辟（《抱朴子·内篇》引《神農經》）。

太一子曰：凡藥，上者養命，中者養性，下者養病（《藝文類聚》引《本艸經》）。

太一子曰：凡藥，上者養命，中藥養性，下藥養病。神農乃作赭鞭鉤𫓩（尺制切），從六陰陽，與太一外（巡字）五岳四瀆，土地所生艸石，骨肉心灰，皮，毛羽，萬千類，皆鞭問之，得其所能治主，當其五味，一日（二字舊誤作百）七十毒（《太平御覽》引《本艸經》）。

神農稽首再拜，問於太一子曰：曾聞之時壽過百歲，而徂落之咎，獨何氣使然也？太一子曰：天有九門，中道最良。神農乃從其嘗藥，以拯救人命（《太平御覽》引《神農本艸》）。

按 此諸條，與今《本經》卷上文畧相似，諸書所引，較《本經》文多。又云是太一子說，今無者，疑後節之。其云赭鞭鉤𫓩，當是煑辨候製之假音，鞭問之即辨問之。無怪說也。

藥物有大毒，不可入口鼻耳目者，即殺人。一曰鉤吻（盧氏曰：陰地黄精，不相連，根苗獨生者，是也）；二曰鴟（狀如雌雞，生山中）；三曰陰命（赤色，著木縣其子，生海中）；四曰内童（狀如鵝，亦生海中）；五曰鴆羽（如雀，墨頭赤喙）；六曰𧍯𧋍（生海中，雄曰𧋍，雌曰𧍯也《博物志》引《神農經》）。

藥種有五物：一曰狼毒，占斯解之；二曰巴頭，藿汁解之；三曰黎，盧湯解之；四曰天雄、烏頭，大豆解之；五曰班茅，戎鹽解之。毒菜害小兒，乳汁解，先食飲二升（《博物志》引《神農經》）。

五芝及餌丹砂、玉札、曾青、雄黃、雌黃、雲母、太一禹餘糧，各可單服之，皆令人飛行、長生（《抱朴子·內篇》引《神農四經》）。

春夏爲陽，秋冬爲陰（《文選》注引《神農本艸》）。

春爲陽，陽溫，生萬物（同上）。

黃精與术，餌之却粒，或遇凶年，可以絶粒。謂之米脯（《太平御覽》引《抱朴子》《神農經》）。

五味，養精神，强魂魄。五石，養髓，肌肉肥澤。諸藥，其味酸者，補肝養心除腎病；其味苦者，補心養脾除肝病；其味甘者，補肺養脾除心病；其味辛者，補肺養腎除脾病；其味鹹者，補肺除肝病。故五味應五行，四體應四時。夫人性生于四時然后命于五行，以一補身不死，命神以母養子長生延年，以子守母，除病究年（《太平御覽》引《養生要畧》《神農經》）。

案　此諸條，當是玉石、艸木三品前總論，而後人節去。

附：《吴氏本艸》十二條

龍眼，一名益智，一名比目（《齊民要術》）。

鼠尾，一名勤，一名山陵翹，治痢也（《太平御覽》）。

滿陰實，生平谷或圃中，延蔓如瓜葉，實如桃，七月采，止渴延年（《太平御覽》）。

千歲垣中膚皮，得薑、赤石脂，治（《太平御覽》）。

小華，一名結艸（《太平御覽》）。

木瓜，生夷陵（《太平御覽》）。

穀樹皮，治喉閉。一名楮（《太平御覽》）。

櫻桃，味甘，主調中益氣，令人好顔色，美志氣。一名朱桃，一名麥英也（《蓺文類聚》）。

李核，治仆僵。華，令人好顔色（《太平御覽》）。

大麥，一名穬麥，五穀之盛，無毒，治消渴，除熱，益氣，食密爲使。麥種一名小麥，無毒，治利而不中□（《太平御覽》）。

豉，益人氣（《太平御覽》）。

暉日，一名鴆羽（《太平御覽》）。

附：諸藥制使

唐慎微曰：《神農本經》相使、正各一種，兼以藥對參之，乃有兩三。

玉石上部

玉泉，畏欵冬華。

玉屑，惡鹿角。

丹砂，惡磁石，畏鹹水。

曾青，畏兔絲子。

石膽，水英爲使，畏牡桂、菌桂、芫華、辛夷白。

鐘乳，蛇牀子爲使，惡牡丹、牡蒙、元石、牡蒙，畏紫石英、蘘艸。

雲母，澤瀉爲使，畏鮀甲及流水。

消石，螢火爲使，惡苦參、苦菜，畏女菀。

朴消，畏麥句薑。

芒消，石葦爲使，惡麥句薑。

礬石，甘艸爲使，畏母蠣。

滑石，石葦爲使，惡曾青。

紫石英，長石爲使，畏扁青、附子，不欲鮀甲、黄連、麥句薑。

白石英，惡馬目、毒公。

赤石脂，惡大黄，畏芫華。

黄石脂，曾青爲使，惡細辛，畏蜚蠊。

太一餘糧，杜仲爲使，畏鐵落、昌蒲、貝母。

玉石中部

水銀畏磁石。

殷孽，惡防己，畏木。

孔公孽，木蘭爲使，惡細辛。

湯起石，桑螵蛸爲使，惡澤瀉、菌桂、雷丸、蛇脱皮，畏兔絲子。

石膏，雞子爲使，惡莽艸、毒公。

凝水石，畏地榆，解巴豆毒。

磁石，柴胡爲使，畏黄石脂，惡牡丹、莽艸。

元石，惡松脂、柏子仁、菌桂。

理石，滑石爲使，惡麻黄。

玉石下部

礜石，得火良，棘鍼爲使，惡虎掌、毒公、鶩屎、細辛、水。

青琅玕，得水銀良，畏雞骨，殺錫毒。

特生礜石，得火良，畏水。

代赭，畏天雄。

方解石，惡巴豆。

大鹽，漏蘆爲使。

艸藥上部

六芝，薯預爲使，得髮良，惡常山，畏扁青、茵陳。

朮，防風、地楡爲使。

天門冬，垣衣、地黃爲使，畏曾青。

麥門冬，地黃、車前爲使，惡欵冬、苦瓠，畏苦參、青蘘。

女萎、甤主，畏鹵蒃鹹。

乾地黃，得麥門冬、清酒良，惡貝母，畏無夷。

昌蒲，秦芁、秦皮爲使，惡地膽、麻黃。

澤瀉，畏海蛤、文蛤。

遠志，得茯苓、冬葵子、龍骨良，殺天雄、附子毒，畏眞珠、蜚廉、藜蘆、齊蛤。

薯預，紫芝爲使，惡甘遂。

石斛，陸英爲使，惡凝水石、巴豆，畏白僵蠶、雷丸。

菊華，朮、枸杞根、桑根白皮爲使。

甘艸，朮、乾漆、苦參爲使，惡遠志，反甘遂、大戟、芫華、海藻。

人參，茯苓爲使，惡溲疏，反藜蘆。

牛膝，惡熒火、龜、陸英，畏白前。

細辛，曾青、東根爲使，惡狼毒、山茱萸、黃耆，畏滑石、消石，反藜蘆。

獨活，蠡石爲使。

柴胡，半夏爲使，惡皁莢，畏女苑、藜蘆。

菴蕳子，荊子、薏苡仁爲使。

菥蓂子，得荊子、細辛良，惡乾薑、苦參。

龍膽，貫衆爲使，惡防葵、地黄。

兔絲子，得酒良，薯蕷、松脂爲使，惡雚菌。

巴戟天，覆盆子爲使，惡朝生、雷丸、丹參。

蒺藜子，烏頭爲使。

沙參，惡防己，反藜蘆。

防風，惡乾薑、藜蘆、白斂、芫華，殺附子毒。

絡石，杜仲、牡丹爲使，惡鐵落，畏菖蒲、貝母。

黄連，黄芩、龍骨、理石爲使，惡菊華、芫華、玄參、白解皮，畏欵冬，勝烏頭，解巴豆毒。

丹參，味鹹水，反藜蘆。

天名精，垣衣爲使。

決明子，蓍實爲使，惡大麻子。

續斷，地黄爲使，惡雷丸。

芎藭，白芷爲使。

黄蓍，惡龜甲。

杜若，得辛夷、細辛良，惡柴胡、前胡。

蛇牀子，惡牡丹、巴豆、貝母。

茜根，畏鼠姑。

飛廉，得烏頭良，惡麻黄。

薇銜，得秦皮良。

五味子，蓯蓉爲使，惡委蕤，勝烏頭。

艸藥中部

當歸，惡藺茹，畏昌蒲、海藻、牡蒙。

秦芁，昌蒲爲使。

黄芩，山茱萸、龍骨爲使，惡蔥實，畏丹砂、牡丹、藜蘆。

芍藥，須丸爲使，惡石斛、芒消，畏石、鼈甲、小薊，反藜蘆。

乾薑，秦芁爲使，惡黄連、黄芩、天鼠屎，殺半夏、莨菪毒。

藁本，畏藺茹。

麻黄，厚朴爲使，惡辛夷、石韋。

葛根，殺野葛、巴豆、百藥毒。

前胡，半夏爲使，惡皁莢，畏藜蘆。

貝母，厚朴、白薇爲使，惡桃華，畏秦艽、礜石、莽艸，反烏頭。

括樓，枸杞爲使，惡乾薑，畏牛厀、乾漆，反烏頭。

玄參，惡黃耆、乾薑、大棗、山茱萸，反藜蘆。

苦參，玄參爲使，惡貝母、漏蘆、兔絲子，反藜蘆。

石龍芮，大戟爲使，畏蛇蛻、吳茱萸。

萆薢，薏苡爲使，畏葵根、大黃、柴胡、牡蠣、前胡。

石韋，滑石、杏仁爲使，得菖蒲良。

狗脊，萆薢爲使，惡敗醬。

白芷，當歸爲使，惡旋復華。

瞿麥，蘘艸、牡丹爲使，惡螵蛸。

紫菀，欵冬爲使，惡天雄、瞿麥、雷丸、遠志，畏茵蔯。

白鮮皮，惡螵蛸、桔梗、茯苓、萆薢。

白薇，惡黃耆、大黃、大戟、乾薑、乾漆、大棗、山茱萸。

紫參，畏辛夷。

淫羊藿，薯蕷爲使。

欵冬華，杏仁爲使，得紫菀良，惡皁莢、消石、玄參，畏貝母、辛夷、麻黃、黃芩、黃連、黃耆、青葙。

牡丹，畏兔絲子。

防己，殷孽爲使，惡細辛，畏萆薢，殺雄黃毒。

女苑，畏鹵鹹。

澤蘭，防己爲使。

地楡，得髮良，惡麥門冬。

海藻，反甘艸。

艸藥下部

大黃，黃芩爲使。

桔梗，節皮爲使，畏白及，反龍膽、龍眼。

甘遂，瓜蔕爲使，惡遠志，反甘艸。

葶藶，楡皮爲使，得酒良，惡僵蠶、石龍芮。

芫華，決明爲使，反甘艸。

澤漆，小豆爲使，惡薯蕷。

大戟，反甘艸。

鉤吻，半夏爲使，惡黃芩。

藜蘆，黃連爲使，反細辛、芍藥、五參，惡大黃。

烏頭，烏喙、莽艸爲使，反半夏、括樓、貝母、白斂、白及，惡藜蘆。

天雄，遠志爲使，惡腐婢。

附子，地膽爲使，惡蜈蚣，畏防風、甘艸、黃耆、人參、烏韭、大豆。

貫眾，雚菌爲使。

半夏，射干爲使，惡皁莢，畏雄黃、生薑、乾薑、秦皮、龜甲，反烏頭。

蜀漆，括樓爲使，惡貫眾。

虎掌，蜀漆爲使，畏莽艸。

狼牙，蕪荑爲使，惡棗肌、地榆。

常山，畏玉札。

白及，紫石英爲使，惡理石、李核仁、杏仁。

白斂，代赭爲使，反烏頭。

藋菌，得酒良，畏雞子。

閭茹，甘艸爲使，惡麥門冬。

蓋艸，畏鼠婦。

夏枯艸，土瓜爲使。

狼毒，大豆爲使，惡麥句薑。

鬼臼，畏衣。

木藥上部

茯苓，茯神、馬閒爲使，惡白斂，畏牡蒙、地楡、雄黄、秦艽、龜甲。

杜仲，惡蛇蜕、玄參。

柏實，牡蠣、桂心、瓜子爲使，畏菊華、羊蹄、諸石、麪麴。

乾漆，半夏爲使，畏雞子。

蔓荆子，惡烏頭、石膏。

五加皮，遠志爲使，畏蛇皮、玄參。

檗木，惡乾漆。

辛夷，芎藭爲使，惡五石脂，畏昌蒲、蒲黃、黃連、石膏、黃環。

酸棗仁，惡防己。

槐子，景天爲使。

牡荊實，防己爲使，惡石膏。

木藥中部

厚朴，乾薑爲使，惡澤瀉、寒水石、消石。

山茱萸，蓼實爲使，惡桔梗、防風、防己。

吳茱萸，蓼實爲使，惡丹參、消石、白堊，畏紫石英。

秦皮，大戟爲使，惡茱萸。

占斯，解狼毒毒。

梔子，解躑躅毒。

秦艽，惡括樓、防葵，畏雌黃。

桑根白皮，續斷、桂心、麻子爲使。

木藥下部

黃環，鳶尾爲使，惡茯苓、防己。

石南，五加皮爲使。

巴豆，芫華爲使，惡蘘艸，畏大黃、黃連、藜蘆，殺班苗毒。

欒華，決明爲使。

蜀椒，杏仁爲使，畏欵冬。

溲疏，漏蘆爲使。

皁莢，柏實爲使，惡麥門冬，畏空青、人參、苦參。

雷丸，荔實、厚朴爲使，惡葛根。

獸上部

龍骨，得人參、牛黃良，畏石膏。

龍角，畏乾漆、蜀椒、理石。

牛黃，人參爲使，惡龍骨、地黃、龍膽、蜚蠊，畏牛刴。

白膠，得火良，畏大黄。

阿膠，得火良，畏大黄。

獸中部

犀角，松脂爲使，惡雚菌、雷丸。

羖羊角，兔絲子爲使。

鹿茸，麻勃爲使。

鹿角，杜仲爲使。

獸下部

麋脂，畏大黄。

伏翼，莧實、雲實爲使。

天鼠屎，惡白斂、白微。

蟲魚上部

蜜蠟，惡芫華、齊蛤。

蜂子，畏黃芩、芍藥、牡蠣。

牡蠣，貝母爲使，得甘艸、牛厀、遠志、蛇牀良，惡麻黃、吳茱萸、辛夷。

桑螵蛸，畏旋復華。

海蛤，蜀漆爲使，畏狗膽、甘遂、芫華。

龜甲，惡沙參、蜚蠊。

蟲魚中部

蝟皮，得酒良，畏桔梗、麥門冬。

蜥蜴，惡硫黃、班苗、蕪荑。

露蜂房，惡乾薑、丹參、黃芩、芍藥、牡蠣。

䗪蟲，畏皁莢、昌蒲。

蠐螬，蜚蠊爲使，惡附子。

龜甲，惡礬石。

蟹，殺莨菪毒、漆毒。

鮀魚甲，蜀漆爲使，畏狗膽、甘遂、芫華。

烏賊魚骨，惡白斂、白及。

蟲魚下部

蜣螂，畏羊角、石膏。

蛇蛻，畏磁石及酒。

班猫，馬刀爲使，畏巴豆、丹參、空青，惡膚青。

地膽，惡甘艸。

馬刀，得水良。

果上部

大棗，殺烏頭毒。

果下部

杏仁，得火良，惡黄耆、黄芩、葛根，解錫胡粉毒，畏蘘艸。

菜上部

冬葵子，黄芩爲使。

蔥實，解藜蘆毒。

米上部

麻蕡，麻子畏牡蠣、白微，惡伏苓。

米中部

大豆及黄卷，惡五參、龍膽，得前胡、烏喙、杏仁、牡蠣良，殺烏頭毒。

大麥，蜜爲使。

右，二百三十一種，有相制使，其餘皆無（三十四種續添，案當云三十五種）。

立冬之日，菊、卷柏先生時，爲陽起石、桑螵蛸凡十物使。主二百艸，爲之長。

立春之日，木蘭、射干先生。爲柴胡、半夏使。主頭痛四十五節。

立夏之日，蜚蠊先生，爲人參、伏苓使。主腹中七節，保神守中。

夏至之日，豕首、茱萸先生，爲牡蠣、烏喙使。主四肢三十二節。

立秋之日，白芷、防風先生，爲細辛、蜀漆使。主胸背二十四節。（原注：右，此五條，出《藥對》中，義旨淵深，非俗所究。雖莫可遵用，而是主統之本，故亦載之。）

神農本草經：

中醫藥學的開山經典，365 種藥物詳盡解讀，古今療效相承

主　　編：楊建宇，高鑄烽，李瑞祺
發 行 人：黃振庭
出 版 者：崧燁文化事業有限公司
發 行 者：崧燁文化事業有限公司

E-mail：sonbookservice@gmail.com
粉 絲 頁：https://www.facebook.com/sonbookss/
網　　址：https://sonbook.net/
地　　址：台北市中正區重慶南路一段 61 號 8 樓
8F., No.61, Sec. 1, Chongqing S. Rd., Zhongzheng Dist., Taipei City 100, Taiwan

電　　話：(02)2370-3310
傳　　真：(02)2388-1990

印　　刷：京峯數位服務有限公司
律師顧問：廣華律師事務所 張珮琦律師

定　　價：375 元
發行日期：2024 年 12 月第一版
◎本書以 POD 印製

國家圖書館出版品預行編目資料

神農本草經：中醫藥學的開山經典，365 種藥物詳盡解讀，古今療效相承 / 楊建宇，高鑄烽，李瑞祺 主編 . -- 第一版 . -- 臺北市：崧燁文化事業有限公司 , 2024.12
面；　公分
POD 版
ISBN 978-626-416-137-4(平裝)
1.CST: 神農本草經 2.CST: 注釋
414.11　　　113017450

電子書購買

爽讀 APP

臉書